Erfolgreich behandeln - armselig sterben

Macht und Ohnmacht im Krankenhaus und Heim

Herausgeber: Claudio Kürten / Klaus Dörner

Verlag Jakob van Hoddis

im Förderkreis Wohnen Arbeit Freizeit
Gartenstr. 4
33332 Gütersloh
Tel.: 05241/12014
Satz: Tagwerk, Gütersloh
Druck und Umschlag: Werbe-Druck Poppe, Gütersloh

Gütersloh 1993

ISBN 3-926278-24-2

Inhaltsverzeichnis

Einführung

Hann. Münden, März/April 1992

Verständliche, vor allem aber zu akzeptierende Gründe veranlaßten Prof. Dr. Klaus Dörner im September 1991 dazu, die 43. Gütersloher Fortbildungswoche vom 1. bis 4.10.1991 kurzfristig abzusagen. Geplant war diese Fortbildungswoche zum Rahmenthema : "Hoffnungen in der Krise — Macht und Ohnmacht des Arbeitens im Krankenhaus und Heim".

Der Hintergrund: Am 14.12.1990 wurde bekannt, daß der Krankenpfleger Wolfgang Lange auf einer internistischen Station der Westfälischen Klinik für Psychiatrie, Psychosomatik und Neurologie Gütersloh möglicherweise 14 alte, pflegebedürftige oder schwerbehinderte Patienten getötet haben soll.

Vielen, sehr vielen Menschen wäre Gütersloh als Ort zum Nachdenken, als Reflexionsforum sehr wichtig gewesen, nachdem auch dort (nach Wuppertal und Wien) so entsetzliche Möglichkeiten Wirklichkeit geworden sind. Nicht von der Hand zu weisen waren jedoch die Bedenken des Verteidigers von Wolfgang Lange und des für den Prozeß zuständigen Staatsanwaltes, die unabhängig voneinander in der Durchführung der Fortbildungswoche die Gefahr der Beeinflussung des laufenden Ermittlungsverfahrens und der Behinderung der Wahrheitsfindung gesehen haben.

Auf der anderen Seite: Die Erschütterung, Traurigkeit, Verzweiflung und Angst, die (auch) Gütersloh bei so vielen — Patienten, Angehörigen sowie Mitarbeitern in Kliniken und Heimen — ausgelöst hat, läßt sich nicht "verschieben", sondern jetzt danach fragen, wie wir zu notwendenden Erkenntnissen und Entwicklungen beitragen können.

Deswegen hat sich ein Team von Referenten und Moderatoren der ausgefallenen Tagung zusammengefunden, das sich auf die Suche nach einem anderen Veranstaltungsort begab und ein neues Programm erarbeitet hat.

Jetzt ist es soweit: Wir laden Sie herzlich dazu ein, sich am 11. und 12. Juni 1992 in Berlin mit uns gemeinsam auf die Suche nach den richtigen Fragen zu begeben und im intensiven Dialog hilfreiche Antworten zu erarbeiten. Sehr dankbar sind wir der Krankenhausleitung der Karl-Bonhoeffer-Nervenklinik, die sich dazu bereitgefunden hat, unserem Anliegen ein Reflexionsforum zur Verfügung zu stellen.

Für das Referenten-Team:

Claudio Kürten

Bärbel Irion

Warum sollte ich nicht töten?

Liebe Anwesende mit und ohne Hoffnung!
"Hoffnungen in der Krise" hieß das Thema der Tagung im Herbst in Gütersloh, die nun hier in Berlin stattfindet - etwas verändert - doch nicht minder aus der Betroffenheit heraus, die Patiententötungen in uns - in mir - auslösen.

Es gibt keine nicht Betroffenen!

Goethe überlegte vor 200 Jahren "Ich sehe keinen Fehler begehen, den ich nicht auch begangen hätte."

"Warum sollte ich nicht töten?" - eine rhetorische Frage?

Eine alte, mir befreundete Dame, mit der ich über die Ereignisse in Gütersloh sprach, bittet mich inzwischen wiederholt: "Schicken Sie mir doch den Herrn Lange!" sie wird mit ihren Schmerzen und ihrer Depression kaum fertig -

und in einer Balintgruppe, in der ein völlig gelähmter, fordernder, beharrlich schweigender Mann geschildert wurde, fuhr eine Mitarbeiterin auf: "Ich darf Sie nicht töten und ich will Sie nicht umbringen, aber dann müssen Sie auch mitmachen!"

Ich weiß, wie oft ich hilflos vor Schwerkranken gestanden bin, in deren Leben ich keinen Sinn mehr sah, deren Leben mir sinnlos erschien, nur noch Qual und Last und wie ich ihnen den Tod herbeigewünscht habe. Menschen haben mich um den Tod gebeten, die in ihrem Leben keinen Sinn mehr sahen.
Ich habe auch erlebt, wie ungeduldig mich das ewige undankbare Jammern und Klagen bestimmter Patienten gemacht hat, wie mißmutig, aggressiv und bitter und - welche Reaktion darauf folgte: oft die Verschlimmerung der Situation, mehr Mißmut, Aggression und Bitterkeit und Ablehnung beim Patienten.
Lange Zeit habe ich mir als das Schlimmste für mich selbst vorgestellt, abhängig, pflegebedürftig, vielleicht unzurechnungsfähig zu werden.
Ich finde es folgerichtig, das Töten, wenn wir Menschen als Wert und Un-Wert erleben, alles Seelische und Geistige als eine Funktion des

Physischen. Das Leben diesseitig begonnen, "gemacht", um verbraucht zu werden, durchaus auch mit Idealen und menschheitlichen Zielen.

Das entspricht unserem materialistischen Weltbild.

Ich finde, daß Mitleid dann heißen kann, den anderen und mir Leiden ersparen. Wie ich mich erlebe, erlebe ich meistens auch den Anderen. Wir sind geneigt, unser Erleben zum Maß für alle zu machen, projezieren unsere Angst, unsere Wertvorstellungen auf den andern, sprechen wohl auch von uns:
"Ich bin heute nichts wert."

Viele, die ich gefragt habe, insbesondere Behinderte, sagten klar und unabweisbar:
"Das darf nicht sein!! Das Töten scheinbar unwerten Lebens - nach welchem Maßstab denn unwerten Lebens? - bricht einen Damm, es spricht uns Würde und Wert des Lebens ab - macht Angst."

Andere befragt, warum sie nicht töten, meinten: "Ich bin zu feige. Ich will nicht schuldig werden. Ich könnte es nicht tun. Ich könnte mit der Tat nicht leben."

Lauter Gesichtspunkte, die uns selber betreffen, nicht die Kranken, Alten oder Sterbenden. Wenige argumentieren vom anderen her - vom Patienten. Da hörte ich dann schon: "Das ist doch seine Biographie, die ich verletze, sein Schicksal, das ich bestimmen würde."

Zu unserem Thema gehört für mich auch, daß wir zunehmend die Verantwortung (wem?) für Beginn und Ende des Lebens selber tragen und entsprechend - unserer Lebenseinstellung - entscheiden, ob eine Schwangerschaft ausgetragen werden soll -
oder ob ich, wenn ich bemerke, daß ich eine unheilbare Krankheit habe, meinem Leben ein Ende bereite.

Wir postulieren das Recht auf unseren eigenen Tod - nicht die Aufgabe, ihn "zu reifen" (Rilke), wie das Recht, lebensunwürdige, d.h. behinderte Menschen nicht zur Welt kommen zu lassen, es sei denn, als Organspender.

Ich war von mir überrascht, daß ich gut respektieren konnte, daß ein alter Freund - 82 Jahre alt - nach zwei Schlaganfällen sich das Gift bringen ließ und sich das Leben nahm.
Ich würde mir das nicht zugestehen, aber, wie ist es, wenn ich mich nicht entscheide für Herztransplantation, Dialyse, Schrittmacher, Cytostatika, Antibiotika, Psychopharmaka, - kommt das 'sich lieber sterben lassen' oder 'lieber sterben' denn 'sich töten' nahe? - Fragen -.

Wir sehen, wir kommen immer häufiger als Eltern, als Patienten, Verwandte, Pflegende oder Ärzte in die Situation, über unser Leben und unseren Tod und über Leben und Tod anderer entscheiden zu müssen. Unsere heutigen Möglichkeiten fordern uns das ab.

Mich hat vor dem Töten das Tabu geschützt, das Gesetz, das ich gelernt habe: "Du sollst nicht töten."
Vielen von Ihnen wird es so gehen.

Durch Jahrtausende waren wir geleitet und geschützt von Gesetz und Tabu, die heute bröckeln, bezweifelt werden (-- es gab immer sanktionierte Ausnahmen --).

Viele sehen es wie in der Natur, wo man Rüben verzieht - oder das Schwache aussetzt. Frühere Kulturen kannten das auch für den Menschen - in Sparta wurde am Ideal gemessen, wer dem nicht entsprach, galt nicht als Mensch.

Woher gewinnen wir Kriterien, Maßstäbe für unsere Entscheidungen?

Das Grundgesetz spricht, Kant folgend, von der Würde des Menschen. Niemand aber sagt uns mehr, was würdig ist.
Für viele ist es unwürdig, Menschenleben zu beenden. Für diese hat auch das beschränkteste, behindertste, auch das bewußtlose Menschenleben seine Würde. Ich gebe dem anderen seine Würde.

Für andere ist es nicht menschenwürdig, verwirrt und hilflos, pflegebedürftig, nur mit Schmerzen behaftet zu leben, anderen zur Last zu fallen.

Ich selbst habe spät gelernt, auch Menschen, die schwerstbehindert waren, als ganze Menschen zu erfahren, sozusagen durch einen Spalt, den das beschädigte, verschrobene Gehäuse ihres Leibes oder ihrer

Seele zuließ, das Wesen eines Menschen zu entdecken und eine Beziehung zu beginnen - auch habe ich gelernt, bei Sterbenden, die bewußtlos oder gequält mit dem Leben rangen, etwas vom Sinn dieses Lebens für diesen Menschen zu erleben.
Das sind Erfahrungen, die jeder nur selber machen kann. Es gibt zwar Wegweiser dahin, auch in der Literatur.
So z.B. Joachim Ernst Berendt:
der beschreibt, wie der Ton, der Klang, das Horchsam werden (Heidegger),
eine Dimension erschließt, die durch alle Kulturen und Zeiten die Schöpfung verbindet; oder bei dem amerikanischen Physiker Brain Swimme, der beschreibt, wie die Welt aus der Wärme entstanden, sich entwickelt, den Kosmos, die Erde, die Naturreiche, und wie alles im Menschen zum Bewußtsein kommt - zu Herz und Kopf. Wie wir mit diesem unserem Selbstbewußtsein in der Verantwortung und im Zusammenspiel mit dem Ganzen stehen.
Wegweiser wollen wir auch in unserer kleinen Arbeitsgruppe in diesen Tagen ganz praktisch betrachten.
Einlassen auf solche Erlebnisse muß sich jeder Einzelne.
Mir hilft - und uns in unserem Krankenhaus oft das Wissen um die Lebensgeschichte eines Menschen, seine Herkunft, seinen Beruf, seine Interessen, seine Familie, diese Lebensgeschichte von verschiedenen Seiten beleuchtet, eine Beziehung zu ihm aufzubauen, ihn zu verstehen - auch wenn er mir heute schwer leidend oder gar ekelhaft und unmöglich oder teilnahmslos begegnet.

Wer Totenwache gehalten hat bei Menschen, die er eine zeitlang begleitete, kann von Erfahrungen berichten, die ihm helfen, mit den Lebenden umzugehen.
Die Hospizbewegung greift das Anliegen auf: "Sterben um zu leben."
Eine alte Krankenschwester sagte mir: "Auch wenn ein Mensch für sich selbst keinen Sinn mehr haben sollte - so hat er ihn doch für die, die mit ihm umgehen, er gibt ihrem Leben Sinn, dadurch, daß wir lernen, uns in die Geheimnisse des Leidens und Sterbens einbeziehen zu lassen."
So gesehen, würden die uns anvertrauten, schwerpflegebedürftigen Patienten uns nicht nur "ins Brot setzen", sondern uns auch ermöglichen, zu einer Avantgarde einer neuen Menschlichkeit zu werden: "Uns", denn das ist doch weiterhin so, daß die meisten, die am schwersten Leidenden, in Heime oder psychiatrische Anstalten gehen,

die Verantwortung also an wenige delegieren und so zu Zuschauern werden.
Allerdings, unser Vermögen, Beziehungen und Begegnungen zu haben, ist begrenzt. Der Verkehrsunfall eines Angehörigen macht uns betroffen, berührt uns tief, erschüttert uns. Eine Massenkarambolage mit 100 Toten ist schon zu groß für unser Vorstellungs- und Erlebnisvermögen.
So kann man ermessen, daß die Ballung von bewußtlosen und schwerstbehinderten-pflegebedürftigen und verwirrten Menschen für die meisten von uns eine Überforderung darstellt, die es uns äußerst schwer, wenn nicht unmöglich macht, in einem Patienten die Persönlichkeit zu sehen und zu erfahren. Vielmehr legt sich uns nahe, mit ihm wie mit einem Objekt umzugehen, das zu wenden und zu versorgen ist. Diese Situation birgt die Gefahr eines Teufelskreises von Widerstand, Projektion, Haß und Aggression in sich.
Hier ist dringend auf vielen Ebenen, auch auf der politischen, nach anderen Lösungen und nach neuen Modellen zu suchen, wie sie in Gütersloh ja auch z.Zt. erarbeitet werden.

Beim Nachdenken über dieses Referat fiel mir eine alte Geschichte ein, die 1884 in England erschien:
Flachland: Der Bewohner einer zweidimensionalen Welt, ein Quadrat, träumt vom Strichland, einer Welt, in der es nur Punkte und Striche gibt, die sich nur vor- und rückwärts bewegen können. Vergeblich versucht er im Traum, dem König von Strichland, den längsten Strich, die Wirklichkeit von Flachland nahe zu bringen als der Vollendung seines unvollkommenen Seins. Am anderen Tage begegnet ihm etwas Ungeheueres, ein Wesen aus Raumland, eine Kugel, die ihm so etwas wie ein transzendales Erlebnis vermittelt, die Wirklichkeit der 3. Dimension durch Grauen und Beglückung. Bei der Frage nach einer 4., 5. oder 6. Dimension hört er ein absolutes: das gibt es nicht -". Zurückgekehrt nach Flachland versucht das Quadrat alle anderen von dieser neuen Dimension zu überzeugen-. Es wird endlich als verrückt eingesperrt.

Günter Eich erzählt in der Nachkriegszeit in seinem Hörspiel 'Träume' von einer Familie, die seit 40 Jahren in einem geschlossenen Waggon durch die Welt fährt. Der Großvater erzählt dem Enkel von den grünen Wiesen und der gelben Blume. Sein Sohn verwehrt es ihm, das sei Unsinn, das gäbe es nicht. Eines Tages fällt ein Sonnenstrahl durch einen entstandenen Ritz in der Waggonwand wie ein glühender Stab.

Der Großvater schaut hinaus und erblickt voll Freude die grünen Wiesen und die gelbe Blume. Den Sohn ergreift Panik, er hat keine Begriffe für das, was er wahrnimmt, als er hinaussieht. Endlich schließen sie den Spalt wieder.

Und schließlich noch eine ganz einfache Geschichte: Ein alter Hirte erzählt dem Jungen von seinen Erfahrungen mit Engeln, die jeden Menschen begleiten. Der Junge - 'Quatsch, laß mich in Ruhe'. Der Alte hält sein Fell vor den Mond: 'Siehst du den Mond.' 'Nein.' 'Weißt du, daß er da ist?' 'Natürlich!'

In den letzten Jahren begegnen mir immer mehr Leute, die nach einer ganzheitlichen Sicht des Menschen suchen. Wir erleben, daß Mensch und Schöpfung neu in das Blickfeld vieler Menschen und auch Organisationen, wie Amnesty International, Terre des Homes, Greenpeace, gerückt sind. Ich treffe in kleineren und größeren Kreisen Menschen, die den Menschen und die Menschenrechte in der Mitte erfahren zwischen Geschichte und sozialer Verflechtung einerseits, zwischen seinen irdischen Bedingungen und dem Transzendenten andererseits.

Vielleicht ist es so, daß wir durch einen Nullpunkt von Machtbarkeitswahn, von Funktionalität, Wert- und Unwertdenken und den Glückillusionen vom leidensfreien Menschen hindurch zu der ganz persönlichen Erkenntnis kommen und dann zu der Vereinbarung, Menschenleben nicht zu töten, weil wir erleben und erfahren, daß die Verletzung eines Menschen die ganze Menschheit verletzt, daß die Verachtung eines Menschenlebens die ganze Schöpfung verachtet.

Unsere offizielle Medizin ist weithin noch heillos materialistisch der Naturwissenschaft des vergangenen Jahrhunderts verpflichtet. Wir haben nichts anderes gelernt, als kausal oder in Regelkreisen zu denken. Begriffe wie Würde, Leiden, Sterben, das Wesen des Menschen, alles Lebendigen, die Dinge kamen in unserer Ausbildung nicht oft vor.

Aber sonst in der Welt ist längst das Subjekt wieder in die Betrachtung selbst der physikalischen Dinge eingekehrt. Immer mehr Menschen fragen danach und erfahren etwas vom Leben, von der Seele, vom Geist hinter den Erscheinungen. Viele haben erfaßt, daß die Beschädigung eines Baumes hier, der Erde hier, die ganze Welt aus dem Gleichgewicht bringen kann und - daß - Zitat: "Der Flügelschlag eines

Schmetterlings" das Zentrum werden kann für eine neue Ordnung im Chaos. - Auch -, daß Leiden und Tod zu unserem menschlichen Leben ebenso existentiell gehören, wie Glück und Freude. Wer die Würde eines Menschen verletzt, verletzt die Menschheit, den Menschen in der Mitte zwischen Himmel und Erde, Herkunft und Zukunft. So, denke ich, leben wir mit unserer Frage nach dem Töten am Puls der Zeit. Uns ist mehr Verantwortung gegeben denn je, wir können mehr machen denn je, auch kranke Mitmenschen töten --, wir können auch mehr Bewußtsein entfalten denn je -.
Wir können neu hinschauen, hinhören, lauschen, 'horchsam' werden und lernen und erkennen, wie wir selbst und die uns Anvertrauten zusammengehören in der einen Welt des Lebendigen.

Bei Ernst Bloch habe ich erfahren, daß Hoffnung zu lernen sei durch kundige Unzufriedenheit, die sich nicht zufrieden gibt mit dem Gewohnten, nicht locker läßt, hinschaut, durchschaut zu neuen Wegen und Möglichkeiten.
Man dürfe den Mangel nicht ertragen. Hoffnungen auf noch ungeborene Möglichkeiten, auf die Fähigkeit, das Unmögliche zu denken, gehöre zum menschlichen Bewußtsein.

Ich wünsche uns, ähnlich den Menschen aus Flachland, daß wir auftauchen in eine neue Dimension, in der der Mensch als geistiges, seelisches und leibliches Wesen erscheint, und wo wir uns selbst und die anderen, ob gesund, ob krank oder alt, als ganze, einmalige Wesen verstehen können.

Sicher sollen wir an dem Gesetz 'Du sollst nicht töten' festhalten, als Schutz in einer Zeit der auslaufenden Autorität des göttlichen Gesetzes und der Traditon einerseits und andererseits einer Zeit des langsam wachsenden menschlichen, - vielleicht - kosmischen Menschenbildes, welches das Gottesbild einschließt.

Wir sollen hier wohl auch an Herrn Lange denken, der uns anregt, ja zwingt, uns mit den anstehenden, uns innerlichst angehenden Fragen zu beschäftigen.
Einer tut 'es', wir alle müssen uns fragen, 'bin ich's ?' - Die Tat erschreckt -, ich denke 'es' nur. Gedanken sind Taten ---
Ich vermute, daß Tötungen viel häufiger vorkommen, als wir es offiziell wissen, auch in Familien. Wir werden einander brauchen, um der Frage nach der Würde des Menschen auf den Grund zu gehen, der

Frage nach der Wahrheit des Lebens, nach der Verantwortung des Menschen, nach der Einsamkeit Einzelner, die keinen Sinn finden oder ihren dunklen Möglichkeiten ausgeliefert sind.

Ich schließe mit Elie Wiesel, einem Zeitgenossen, der das Konzentrationslager überlebte, einer nur Menschen möglichen Einrichtung:

"Wir alle stehen unter dem Trauma und werden es nie abschütteln, deshalb können wir uns unmöglich Hoffnung ohne Trauer vorstellen. Die Trauer wird uns nicht verlassen, aber es liegt an uns, unsere Hoffnung so stark zu machen, wie unsere Trauer ist. Das ist eine Herausforderung und ein Versprechen:" -

Georg Seeßlen

Die Krankenhaus-Maschine

Wie so viele Institutionen unserer Gesellschaft ist auch das Krankenhaus vor allem widersprüchlich und geheimnisvoll; es gehört zu den sozialen Maschinen, die zwar funktionieren, von denen man aber nicht genau weiß, wie eigentlich sie funktionieren. Sie haben eine Struktur, sie haben eine Außenseite, und sie haben eine Innenseite, sie haben eine Form, sie haben vielleicht auch so etwas wie eine Seele, sie haben eine Ökonomie, sie haben eine Sprache, sie haben eine Mechanik, sie haben eine Mythologie. Aber das eine ist mit dem anderen nicht wirklich kongruent. Das Krankenhaus ist, wie das Gefängnis, wie die Justiz, wie der Friedhof, eine derjenigen sozialen Maschinen, die mit dem Grauen, dem Entsetzen, dem Schmerz, dem Tod umgehen; das Krankenhaus ist nicht nur ein Ort, an dem sich die Gesellschaft sozusagen gegen den Tod verteidigt, sondern auch eine, in dem der Tod organisiert ist, ein Grenzbereich zwischen dem Allerprivatesten, dem Leiden am und im eigenen Körper, und dem alleröffentlichsten, der vollständigen Außenkontrolle. In unserer populären Kultur ist ein wiederkehrendes Bild das von der Operation, die von vielen Menschen im Zuschauerraum des OPs gesehen wird, wir kennen es aus Tafelbildern, aus Illustrationen, von Fotografien und durch Filme; ein Bild vollständiger menschlicher Auslieferung, kalte, wissenschaftliche Neugier auf einen von Krankheit, Schmerz und Tod gezeichneten menschlichen Körper. Das erinnert nicht umsonst so sehr an Bilder von Menschenopfern, von kannibalistischen Riten, von schwarzen Gottesdiensten, die wir uns von fremden Kulturen gemacht haben.

Sehen wir uns einen Film wie "Sauerbruch - Das war mein Leben" von Rolf Hansen aus dem Jahr 1953 an, und das können wir zu jeder Festzeit in einem unserer Fersehprogramme, dann erkennen wir im Auftritt des großen Mediziners im Operationssaal eine Art öffentlicher Moralpredigt, einen Sermon der Medizin, und zugleich die Unterwerferung des Volkes unter den Willen des Führers. Die Operation ist eine Inszenierung von methaphorischer Bedeutung, die vor allen Dingen auch von der Macht spricht, von der Macht einer sozialen Repräsentation über den Körper. In diesem Bereich des Krankenhauses kommt am deutlichsten der Grundwiderspruch unseres Menschseins zum Ausdruck, nämlich der zwischen der Gesellschaft und dem Individuum. So ist das Krankenhaus ein widersprüchlicher Ort, an dem

Menschlichkeit immer wieder verlorenzugehen droht und immer wieder neu zurückgenommen werden muß. Und seit es existiert, ist das Krankenhaus immer wieder beschrieben worden, zugleich als ein magischer Ort und als eine soziale Metapher. Im Krankenhaus geschah alles das, was in der Gesellschaft zu sehen und in gewissem Maße zu erleben verboten war, die Geburt, der Umgang mit dem Körper, der Tod. Und der Arzt war eine schamanische Gestalt, die all dies sehen konnte, ohne das Tabu wirklich zu verletzen.

Was sich in der Mediengesellschaft wandelt, ist die Entgrenzung des medizinischen, des chirurgischen Blicks. Wir können heute eine Operation am offenen Herzen im Fernseher während des Sonntagnachmittagskaffees verfolgen, und in der Medizinsendung zum Abendbrot können empfindsamere Gemüter den Anblick eines Darmgeschwürs mit einem Bier herunterspülen. Der Eingriff in den menschlichen Körper wird massenhaft übertragbar, eine Sensation unter anderem, zwischen Fußballspiel und Tutti Frutti. Wir wissen noch nicht, was diese Medialisierung des medizinischen Blicks für Folgen für unser Verhältnis zur Krankheit hat. In den USA jedenfalls werden Operationen bereits übertragen wie Footballgames und auch Hinrichtungen. Aber in alledem spiegelt sich nicht nur die Verrohung unseres Blickes, sondern auch seine Reduktion auf das Technische. Zu unserem zweifelhaften Vergnügen wird uns in der Medizinsendung der Tumor, nicht der kranke Mensch gezeigt. Und nach derselben Mechanik verlieren wir das Krankenhaus, das wir auf ein technisches und ökonomisches Konstrukt reduzieren, als soziales und als menschliche Einrichtung aus den Augen. In einer Gesellschaft, die Trauer und Mitleid als soziale Störfaktoren ausschließen will, scheinen wir immer unfähiger, uns halbwegs stimmige Bilder vom Krankenhaus zu machen, in der wir auf elementare, auf kindheitliche Existenz- und Wahrnehmungsformen zurückgeworfen sind.

Um entweder sozusagen wiedergeboren zu werden oder auf vielleicht ein wenig schmerzfreiere Art zu sterben, müssen wir im Krankenhaus auf eine Reihe unserer individuellen Rechte, auf ein Großteil dessen verzichten, was wir Menschenwürde nennen. Es wird von uns verlangt, uns ganz und gar hinzugeben, uns zu opfern, und all unsere Ängste tiefer in unserer Seelenarchitektur zu verschließen. Und je größer diese Maschine ist, desto wahrscheinlicher wird, daß es mehr oder weniger Zufall sein wird, ob uns dieser Verlust an Menschlichkeit und Würde durch eine Art von Zuwendung erleichtert wird, oder ob er in einem sich in seiner eigenen Mechanik ständig selbst überfordernden Apparat verstärkt wird. Wenn wir uns an einer positiven Phantasie über das Krankenhaus versuchen, dann wird es gewiß nicht nur aus dramaturgischen Gründen wieder klein, familär, von der Lebensart konkreter Menschen bestimmt wie in der "Schwarzwaldklinik", und diese Serie können wir ja nicht nur als bewegte Kitschpostkarte und Gartenlaube-Renaissance interpretieren, sondern auch als unterschwellige Kritik am modernen Krankenhaus und selber schon in den negativen Figuren durchsetzt von Hass- und Angstbildern.

Diese Zwiespältigkeit der Institution, vor der wir uns fürchten und die doch unsere letzte Hoffnung ist, macht, daß auch unser allgemeines Wissen vom Krankenhaus als sozialer Institution ungeheuer fragmentiert und widersprüchlich ist. Denn in der Umkehrung der Funktionen des Krankenhauses, nämlich der Bekämpfung der Krankheit, ist es selbst zu einem magischen Ort der Krankheit geworden, sozusagen eine Hölle, in die, wie wir aus unserem christlich geprägten Weltbild wissen, nur kommt, wer sich selber mehr oder weniger versündigt hat. Und weil ja, zum Beispiel, unsere populären Medizinsendungen und unsere anderen unterhaltsamen Formen der Vermittlung medizinischen Wissens, immer auch so etwas wie Lehrsendungen sein wollen zum besseren Leben, führen sie uns dies auch nur allzugern auf sozusagen säkularisierte Weise vor Augen: Der Kranke als Negativheld in dieser Sendung ist einer der an seiner Krankheit selber schuld ist.

Wenn wir das Krankenhaus verlassen, geht es uns ein wenig so wie dem Menschen, der eine Katastrophe überlebt hat, und der so davon geprägt wurde, daß ihm zur Bewältigung seiner Erfahrung nichts anderes bleibt, als davon zu erzählen. Immer wieder muß er davon erzählen, und seine Erzählung nimmt immer mehr den Charakter eines Ritus an; die immergleichen Elemente werden nur wenig variiert, bestimmte Worte und Bilder kehren ständig wieder. Ob die Worte dieser Erzählung wirklich die Erfahrungen dieser Katastrophe wiedergeben oder ob sie im Gegenteil mehr einer Bannung, einem festen Spiel von Wiederholung und Verdrängung dienen, läßt sich für den Außenstehenden nicht sagen. Und ganz ähnlich geht auch das Kollektiv mit dem gewissermaßen institutionalisierten Katastrophen um, so auch mit dem Tod und mit der Krankheit und ihrer gesellschaftlichen Organisation. Es gibt, wenn wir den ethnologischen Vergleichen Glauben schenken, keine einzige menschliche Gesellschaft, mögen wir sie primitiv, schriftlos, entwickelt oder dekadent nennen, die nicht Formen entwickelt, die Krankheit zunächst einmal zu isolieren und sie dann mit einem Schutzmantel von Ritus, Magie und Erzählung zu umgeben. Aber Medizin, das bedeutet in anderen Kulturen nicht nur das Heilmittel, das Kraut, die Salbe, den Eingriff, es bedeutet auch das Miteinander umgehen, das Wiederaufnehmen des Kranken. In einem komplizierten Zeichen- und Ritengeflecht versucht die Gemeinschaft zugleich Distanz zur Krankheit zu gewinnen und den Menschen wieder in die Nähe zu holen. Und was in einer Gesellschaft der Tanz oder die Körperbemalung sein mag, das bietet bei uns der ständige Fluß von Bildern, Worten, Informationen in der populären Kultur, im Unterhaltungsangebot unserer Medien. In ihren spannenden, komischen und anrührenden Geschichten, nach denen wir offenbar süchtig sind, steckt auch eine Definition des Kranken, eine Organisation des Wissens über jenen geheimnisvollen Bereich zwischen Leben und Tod.

Was also können wir vom Krankenhaus wissen? Natürlich haben die meisten von uns mehr oder minder intensive eigene Erfahrungen mit dieser Institution. Man war selber einmal dort, vielleicht nur wegen einer geringfügigen Sache, man hat Bekannte und Verwandte besucht, vielleicht haben auch viele Menschen direkt oder indirekt in ihrem Arbeitsalltag Kontakte. Es gibt sogar Tage der offenen Tür. Führungen von Klassen und es gibt eine Flut aufrecht gemeinter Information. Das Geheimnisvolle dieses labyrinthischen Ortes ist damit keineswegs überwunden; das Krankenhaus zu verlassen, auch als Besucher, ist jedesmal wie eine kleine Wiedergeburt. Und je labyrinthischer und gewaltiger dieser Komplex wird, desto größer wird unsere Angst, diese Wiedergeburt könne einmal nicht mehr gelingen. Es gibt eine ganze Reihe von Thrillern, die von nichts anderem handeln, als davon, daß sich ein Mensch in einem Krankenhaus verirrt und es nicht mehr verlassen kann.

Ich habe den Versuch unternommen, Menschen zu beobachten, die an einem Krankenhaus vorbeifahren, zu dem sie ansonsten nicht die geringste Beziehung haben, und nahezu alle, unabhängig von Geschlecht, Alter und Erfahrungsstand, zeigen Anzeichen von Unruhe, Panik, schlechtem Gewissen sogar. Und ich habe eine Reihe von Erzählungen über das Krankenhaus verglichen und festgestellt, daß es immer die gleichen Mechanismen von Harmonisierung und Beschwichtigung einerseits, von Abwehr und Denunziation auf der anderen Seite sind, die uns offenbar als einzigem Ausweg aus der Beziehungsfalle von Angst und Hoffnung bleiben. Wir können offenbar mit einem differenzierten, einem sozusagen aufgeklärten Bild des Krankenhauses nicht das geringste anfangen, es erscheint in unserer Kultur entweder als ein Ort, an dem sich eine quasi göttlich-gesellschaftliche Ordnung wiederherstellt, ein Zufluchtsort nicht nur für die Krankheit des Körpers oder der Seele, sondern auch verlorengegangener Werte. Oder es erscheint als Ort des Grauens, eine de Sadesche Vision von Geilheit, Demütigung und Mord. Und in unserem Lieblingsgenre über das Krankenhaus, der mehr oder minder turbulenten Ärzte-, Schwestern- und Patientenkomödie ist beides zugleich und nebeneinander vorhanden.

Das Krankenhaus ist ein sozialer Ort, der uns in ein moralisches Dilemma stürzt. Wir wissen, daß es der Ort ist, der unser Leben retten kann, zugleich ist es ein Ort, der am meisten Furcht einflößt. Und das umso mehr, als wir wissen, daß auch diese soziale Maschine nicht perfekt arbeiten kann, daß sie nicht nur individuelle Fehler, sondern gar strukturelle Mängel beherbergt, daß sie, während sie die Gefahr bekämpft, immer auch selber zur Gefahr wird. Ich kenne niemanden, der nicht eine Geschichte zu erzählen hätte, von jemanden, der wegen einer vergleichsweise harmlosen Krankheit ins Krankenhaus kam, um sich dort eine zweite, tödliche Krankheit zu holen. Und unsere Öffentlichkeit ist mindestens ebenso begierig darauf, von sensationellen Heilerfolgen zu hören, oder von Wundern menschlicher Wärme, die hier eben immer auch geschehen, wie von ärztlichen oder pflegerischen Fehlern mit furchtbaren Folgen, wie davon, daß sich diese karitative Einrichtung als sadistische Maschine von Unterdrückung, Qual und Tod zeigt. Vielleicht empfinden wir deshalb die Nachrichten von mordenden Krankenschwestern beinahe als befreiend, weil sie unsere verborgenen Ängste endlich manifest macht, weil es für das Unbehagen ein Bild gibt, etwas, das gleichsam die Schuld auf sich nimmt, das eliminiert werden kann, damit die Institution als ganzes erlöst wird.

Und um genau dies, nämlich eine Art permanenten Exorzismus, die Beschwörung einer Dämonologie des Krankenhauses mit einer schlußendlichen Überwindung der Dämonen, geht es in allen unseren Erzählungen und Mythen um das Krankenhaus. Das Furchtbare wird für den Augenblick wahr, alle verborgenen Ängste kommen ans

Licht; der Arzt verwandelt sich in einen sadistischen grinsenden Frankenstein, der mit obszöner Lust in unserem Fleisch bohrt und nach eigenem Geschmack Körper, Seelen und Herzen neu zusammensetzt; er gibt uns das eine oder andere Serum, durch das wir uns in mordlustige Bestien verwandeln; in wilden Orgien fallen Ärzte, Schwestern und Patientinnen übereinander her; immer größer und schmerzhafter werden die Spritzen, mit denen die freudig erregte Schwester den hilflosen Patienten traktiert, immer peinvoller wird der Umgang mit Körperfunktionen und -flüssigkeiten in immer entzivilisierterer Gemeinschaft, und immer wieder werden Menschen auf Bahren geschnallt, bevor man sie mit großem Holterdipolter durch geschlossene Glastüren schiebt und diverse Treppen herunterfallen läßt. In den allermeisten Krankenhaus-Geschichten setzen wir uns also willentlich einer Schreckensvision aus: alles ist wahr, was man sich über das Krankenhaus erzählt hat, nein, es ist noch viel schlimmer. Natürlich hat diese sozusagen dosierte Angst auch eine heilende Wirkung; es ist wie eine Fahrt mit der Geisterbahn, am Ende war ja alles nur Spaß, ein Alptraum, der vorüber geht. Was wir erlebt haben auf diesem barbarischen Horrortrip durchs Krankenhaus ist freilich auch eine Form der Angstlust; zugleich mit der Furcht hat sich so etwas wie eine archaische Freiheit der unterdrückten Impulse durchgesetzt; diese Institution zur Zivilisierung der Krankheit setzt paradoxerweise selbst einige Grundregeln der Zivilisation außer Kraft, und so wird ein Horrortrip durchs Krankenhaus auch so etwas wie ein gezielter Tabuverstoß. Indem wir uns ein wenig auch mit der Institution indentifizieren, haben wir selbst jenen Zugriff auf den Körper, jene kindische Lust am Zerlegen und Experimentieren, die wir im normalen Leben verbergen. Unsere Angst vor dem Krankenhaus spielt sich also auf drei Ebenen zugleich ab:

1.Ist es die Angst, selber als Opfer in diese Institution zu geraten.
2.Ist es die Angst, in ihr könnten die verborgenen und verbotenen Impulse zum Vorschein kommen, so als wären Pflegen und Heilen nur die Kehrseiten von Quälen und Töten.
Und 3. schließlich müssen wir vor dem Krankenhaus auch Angst haben, weil es ein Ort gesellschaftlicher Verdrängung ist. Wir haben die Kranken abgeschoben, sie vor unseren Blicken verborgen, und mehr noch, wir haben auch immer wieder versucht, einen Teil der gesellschaftlichen Verantwortung, sogar einen Teil der Kosten von uns zu schieben. Unsere Gesellschaft ist schuldig an dieser Institution geworden, die sie nicht lieben, die sie nicht einmal wirklich unterstützen

kann. Wie sollte sich nicht auch diese gesellschaftliche Schuld in gespenstischen Bildern manifestieren?

Der Strom der Horrormeldungen reißt nicht ab: " Elf Morde zugegeben", "Chefarzt: Sterbehilfe für Bruder?", "Lainzer Arzt glaubt an 80 Morde", " Beim Kaffee die Morde gestanden. Bekannte Tänzerin angeblich prominentestes Opfer in Lainz", "Wieviel Geld für ärztliche Kunstfehler", " Zwei Ärzte stehen unter Verdacht der fahrlässigen Tötung", "Leiter der Chirugie an der Charité schwer belastet", " Vertrauen zum Arzt rächte sich bitter", " Mysteriöse Todesfälle in Bonner Krankenhaus", "Arzt ermordete Ehefrau und Freundin mit Narkosemittel", "Wenn Krankenschwestern Patienten töten", "Eine Mutter klagt an: Die Ärzte haben meinen Sohn auf dem Gewissen", "Tim (3) mußte sterben, weil sich ein Arzt vordrängelte", "Münchner Frauenarzt ein Mädchen-Schreck", "Chefarzt ließ Patient rumliegen - mit offenem Schädel", und schließlich: "Mörderische Engel" - das sind nur ein paar von den Schlagzeilen, die unsere Boulevardpresse in einem Jahr verbreitet hat, und denen nur eine einzige positive Sensationsmeldung gegenübersteht, nämlich die spektakuläre Bergung eines Jungen, der auf einer Eisscholle festsaß und im Krankenhaus gerettet werden konnte. Natürlich gehorchen die einzelnen Meldungen den Regeln des Sensationsjournalismus, aber in ihrer Gesamtheit geben sie doch ebenso ein tiefes Unbehagen wieder wie die Tatsache, daß in den populären Romanen die Figur des Mad Scientist, des irren Wissenschaftlers und Arztes, der Monster und Dämonen schafft, eine ernsthafte Konkurrenz in Gestalt der mordenden Krankenschwester erwachsen ist, die mittlerweile zu einer festen Gestalt in der Ikonographie der populären Kultur geworden ist, und keinesweg ist diese Figur immer mit so viel analytischem Verstand beschrieben wie in den Kriminalromanen um ihre böse Schwester Carmichael.

An die Seite der Frage: Was können wir vom Krankenhaus wissen? stellt sich also die Frage: Wie können wir mit unserer Angst davor umgehen? Und beide Fragen, die in unseren Medien unendlich zu spuken verdammt sind, relativieren sich auch aneinander. Wir dürfen nicht allzu viel vom Krankenhaus wissen, weil sonst unsere Angst ins unermeßliche steigen würde, umgekehrt fließt aber auch in alles, was wir wissen, ein gutes Stück dieser Furcht.

Das Ergebnis ist einerseits eine Art Scherbenhaufen des Wissens, bei dem nichts so recht zueinander passen will, wo die Hoffnungen auf

Heilung neben dem Stolz auf den erreichten Standard, die Angst vor dem Verschwinden in dieser Todesmaschine und das Mißtrauen unverbunden nebeneinander liegen, und es ist andererseits eine ausgeprägte Mythologie, eine Bilderwelt in der Unterhaltungsindustrie, in der unsere widersprüchlichen Impulse aufgehoben sind.

Es gibt ja sehr verschiedene Systeme, in denen das Wissen von Welt im ganzen und von ihren Einzelteilen, gesellschaftlich organisiert ist. Da ist die Religion, da ist die Wissenschaft, da ist die Pädagogik, da ist die Kunst. In allen diesen Systemen können wir auch in sich einigermaßen schlüssige Aussagen über das Krankenhaus machen. Als das jüngste dieser Systeme ist in der industriellen Gesellschaft die Unterhaltung, der nie endene Fluß von Wörtern, Bildern und Botschaften in technisch reproduzierbare Medien gestellt. Und mittlerweile hat dieses jüngste System zur Organisation des Wissens den bedeutendsten Anteil erobert, es breitet sich nicht nur aus, es infiziert auch die anderen Sinn- und Erklärungsmodelle. Wir verkaufen bereits Information, Wissenschaft, Pädagogik, Religion und Kunst in unterhaltsamer Form, ja, es steht als negative Utopie nicht nur als Science Fiction zur Disposition, daß wir über kurz oder lang nichts mehr wirklich verstehen können, was sich nicht in der Sprache der medialen Öffentlichkeit, als Melange von Soap Opera, Game Show, Krimi, Horror, Sport und Musik vermittelt. Ob etwas noch eine wirkliche Nachricht über wirkliches Geschehen in einer wirklichen Welt ist, oder nur unterhaltsame Imitation, Glückstraum oder Alptraum, das läßt sich immer weniger unterscheiden. Das Fernsehen ist die Welt, und was nicht im Fernsehen und seinen Zulieferermedien existiert, das hat auch keine Wirklichkeit. Jean Baudrillard etwa geht so weit, zu behaupten, daß wir nicht mehr wissen können, ob historische Ereignisse wie der Golfkrieg tatsächlich stattgefunden haben oder nicht. Was wir, zumindest im nachhinein, wissen, ist, daß das Fernsehen uns zu mindestens drei viertel falsche Bilder geliefert hat. Bilder von Manövern in der Wüste von Arizona, die den Angriff der Panzer in den IRAK darstellen sollten, Bilder von verendenden Tieren an der Küste von Alaska nach dem Tankerunglück, die die Ölpest an der Golfküste darstellen sollten.

Wir sind also gewohnt, in einer virtuellen Welt der falschen, aber irgendwo Sinn machenden Bilder zu leben, und diese Bilder haben als Produzenten vor allem unsere Angst. Daraus entsteht eine paradoxe Spirale: Je weniger wir von dem Ereignis wirklich wissen können, je größer unser Mißtrauen gegenüber der medialen Vermittlung wird, desto größer wird unsere Sucht nach Bildern und nach Erklärungen. Sie ist hundertmal größer als unser Begehren nach der Wahrheit. Viele falsche Bilder zu bekommen ist allemal akzeptabler als für einmal kein Bild zu bekommen.

Ganz ähnlich, wenn auch auf unterschwelligere, gleichsam institutionalisierte Art, funktioniert die Produktion von Bildern, Wissen und Mythen um das Krankenhaus aus einer Gleichzeitigkeit von Impulsen zur Verdrängung und einer Sucht nach Dramatisierung und Skandalisierung. Auch diese Verdrängung selbst schafft die Bildersucht erst wirklich, denn sie basiert ja keineswegs allein auf der individuellen Angst vor dem Krankenhaus als Ort von Schmerz und Tod, sondern auch aufgrund einer kollektiven Versündigung aufgrund des Vorrangs des Ökonomischen über das Menschliche. Wir haben uns schon fast daran gewöhnt im Radio Nachrichten über Unfälle zu hören, bei denen Menschen getötet oder verletzt wurden, und bei denen am Ende der angerichtete Sachschaden, in DM ausgedrückt, am wichtigsten scheint. Gewiß sagt diese Struktur der Nachricht etwas aus über das Verhältnis unserer Gesellschaft zum Menschen und zum Geld, es ist aber vielleicht gleichzeitig auch so etwas wie eine kleine Verdrängungshilfe, ein Mittel, von Trauer, Zorn und Mitleid Abstand zu gewinnen.

Nachrichten entstehen nicht in einer Gesellschaft, so wie in der Natur sagen wir ein Baum wächst und damit das Bild einer Landschaft verändert, sie werden produziert, und dies in einer bestimmten politischen und wirtschaftlichen Hierarchie, in einer bestimmten Interessenlage, zu bestimmten Zwecken. Der größte und scheinbar endlose Diskurs in unseren Medien, der seit einigen Jahren, gewiß mit rationalem Untergrund, entwickelt ist, kümmert sich weder um die Verbesserung noch um die Humanisierung des Krankenhauses, sondern um die Kosten, die es verursacht. Natürlich steckt in dieser öffentlichen Kritik am Krankenhaus das Irrationale neben dem Rationalen; es ist ein Reflex auch gegenüber dem Wuchern des Krankenhauses, kulturell, architektonisch, ökonomisch. Es steckt darin die gewiß nicht unberechtigte Angst davor, diese labyrinthische Institution könnte vollends gesellschaftlich unkontrollierbar werden, ein verhängnisvolles Eigenleben entwickeln. Es steckt aber auch so etwas wie eine ökonomisch verbrämte Kriegserklärung des Gesunden an den Kranken darin, eine mit jenem Argument geführte Auseinandersetzung um die gesellschaftliche Verantwortung gegenüber der Krankheit, das uns wahrhaft noch allen gemeinsam verständlich ist: das Geld.

Aber gerade diese ökonomische öffentliche Kritik an der Institution Krankenhaus löst sozusagen in der Folge Impulse von neuer Furcht und von Schuldgefühlen aus. Die skandalöse Behandlung des Pflegepersonals, das ja nicht nur zu wenig Geld für zu viel Arbeit erhält, sondern dem auch das angemessene Sozialprestige verweigert wird, ist daher zum zweiten Diskurs geworden und hat ein bereits wundersam paradoxes ökonomisches Bild vom Krankenhaus geschaffen, das eben wieder jenes Mißtrauen von einer letztendlich geheimnisvollen Maschine nur zu bestätigen scheint: Das Krankenhaus ist eine Maschine, die enorm viel Geld frißt, aber im Inneren produziert sie zugleich fast ebenso unfassbaren Mangel. Was also geschieht mit dem Geld, wie wird es verdaut? Und ist diese Metapher vom verschwindenden Geld nicht auch ein Bild für unsere Leiber, auf unser in dieser sozialen Maschine verschwindendes Leben? Und ist, umgekehrt, dieser wirtschaftliche Diskurs nicht eine ökonomisierte und daher rationalisierte Neuauflage unserer magischen Bannung? Meinen wir etwa, wenn wir, wie das schöne Wort heißt, die Bettenburgen abbauen, damit auch etwas von der Krankheit, etwas von der Macht der geheimnisvollen Institution abzubauen? Instrumentalisiert also vielleicht diese gesellschaftliche Anforderung an das Krankenhaus, zu sparen, unsere Urfurcht vor dieser Institution und erleichtert uns zugleich die tiefere Anteilnahme zu vergessen, jene Pflicht der Gesellschaft, für ihre Kranken zu sorgen, die mit einmal nur noch als eine Geldfrage über einem nicht enden wollenden Fluß von Angstgeschichten existiert?

Um das widersprüchliche Spiel von Neugier und Verdrängung komplett zu machen, ist das Krankenhaus nicht nur Erlösungs- und Höllenvision einer Gesellschaft, sondern auch deren perfekte Abbildung. Die Hierachie vom Chefarzt bis zum Portier wird nur zu gern als Metapher für die politische Struktur verwandt; wenn wir vom Verhältnis zwischen Ärzten und Schwestern phantasieren, dann phantasieren wir nicht nur von einer sexuellen Ökonomie unserer Gesellschaft, sondern bilden auch politische Metaphern. Es ist kein Zufall, daß der Arztfilm ein beliebtes Genre im nationalsozialistischen Unterhaltungskino war, in dem sich trefflich Beziehungen von Autorität, blinder Unterordnung, Rassismus und Sexismus unterbringen ließen, und bis zu den wöchentlich die Kioske überschwemmenden Arztromanheften scheint das Genre ausgesprochen dankbar auf allerlei ideologischen Input zu reagieren.

Unser soziales und individuelles Problem mit der Medizin reicht in recht tiefe Schichten unseres Bewußtseins und in die Geschichte unseres Zivilisationsprozesses. Das Krankenhaus, zum Beispiel, ist eine bürgerliche und rationalistische Einrichtung, aber es hat in sich immer noch die magische und schamanische Bedeutung, als deren Konkurrenz es sich entwickelt hat. Und der Arzt ist nur einerseits die rationalistische Ablösung des Schamanen, er hat aber, zumindest in unserer Mythologie, immer noch eine Reihe seiner Eigenschaften, im positiven wie im negativen. Zu den invarianten Eigenschaften zwischen dem Medizinmann der magischen Weltbilder und der rationalistischen Weltbilder gehören einige Eigenschaften, die mit Sexualität und Macht verbunden sind.

Medizin, egal welcher Art, kann nur funktionieren, wenn für den sie ausübenden einige grundsätzliche Tabus der Gesellschaft außer Kraft gesetzt sind. Der Mediziner hat auf den Körper eines anderen Menschen einen Zugang, den wir nicht einmal einem Liebenden gegenüber einem Geliebten, nicht einmal einem Strafenden gegenüber dem Bestraften, nicht einmal gegenüber dem Feind im Krieg zugestehen. Wir versuchen, diese Unerhörtheit des Tabuverstoßes in verschiedener Hinsicht zu begrenzen, zum Beispiel, indem wir bei einer Operation den Körper soweit abdecken, daß nur noch die kranke Stelle übrigbleibt, wir haben eine überaus ritualisierte Umgangsform zwischen Medizin und Krankheit gefunden und ein sehr präzises, sehr mythisches Bild von der Verknüpfung von Autorität und Menschlichkeit im Wesen des Arztes.

Genaue zeitliche und räumliche Vorschriften in der Bewegung zwischen Krankheit und Medizin gibt es in allen Kulturen der Welt ebenso wie bestimmte Kleidungsvorschriften, bestimmte Zeichen, mit denen die Medizin der Krankheit begegnet. Ein Stethoskop ist etwas sehr vernünftiges und sehr nützliches, aber wie erklären wir uns, daß die Medizinmänner bei den Papuas in Neuguinea und die Sioux in Nordamerika ganz ähnlich geformte Gegenstände bei der Heilung der Kranken benutzen, die nach unserer Auffassung keineswegs nützlich sind?
Auch die Person des Mediziners hat in allen Kulturen einen besonderen mythischen Kodex zu erfüllen. Wir meinen ja, wenn wir vom

"Halbgott in Weiß" sprechen, daß wir nur mehr oder minder spöttisch auf die Machtfülle des Mediziners im Krankenhaus anspielen. Aber selbst noch dieser kritische Begriff reicht in die tiefen Schichten unseres kollektiven Unterbewußtseins, wo der Mediziner tatsächlich eine Mittelrolle zwischen Menschen und Göttern innehatte. Der Anteil des Dämonischen und des Göttlichen vermischt sich dabei stets, unter anderem in Bezug auf die Sexualität. Die Dämonie im Medizinischen ist eine Art Metasexualität, und in unseren Phantasien ist unter anderem das Krankenhaus oft gezeichnet als eine Art Hölle entfesselter Sexualität; die Utopie im Medizinischen ist dagegen eine vollständige Reinheit, der Mediziner oder die Medizinerin als asketisches Wesen oder in vollständiger familiärer Harmonie beruhigt, jeder Anfechtung gefeit. Wir begreifen dabei eine der fast manisch wiederkehrenden Geschichten im Genre des Arztromans, des Arztfilms und der Arzt-TV-Serie: Ein sexuell unersättlicher junger Mediziner muß durch ein einschneidendes Erlebnis und die Liebe einer ihrerseits reinen Frau gegenüber seinen Patienten und seinen Mitarbeitern erotisch neutralisiert werden. Und die zweite Geschichte, die wir offenbar nicht müde werden zu hören und zu sehen, ist die Geschichte des jungen Arztes und der jungen Ärztin, die sich zu disziplinieren und unterzuordnen lernen. Wenn wir nämlich so angelegentlich von der Hierachie und Autorität im medizinischen Milieu phantasieren, so tun wir dies nicht nur aus sozusagen natürlicher Sehnsucht nach Autorität gerade in der Situation der Krise, sondern auch aus der kollektiven Furcht vor einer in sich anarchischen medizinischen Kultur, in der die sexuellen, destruktiven und sadistischen Impulse nicht gebändigt sind.

Eine Amok laufende Medizin, der kranke Arzt, der Unheil über die Welt bringt, diese Vorstellung begleitet uns, seit es die Medizin als säkularisierte Form der Heilung mit klarem Bezug zur Wissenschaft gibt. Die Figur des "Dr.Eisenbart" begegnet uns schon im Kasperletheater, und monströse medizinische Geräte spielen in den Slapstick-Komödien immer wieder eine bedeutende Rolle. Bezeichnenderweise erreichte die Phantasie vom kranken, bösen Arzt stets nicht etwa dort einen Höhepunkt, wo die meisten wissenschaftlichen Fortschritte erzielt wurden, sondern dort, wo die krassesten Ungleichzeitigkeiten zwischen bürgerlicher und proletarischer medizinischer Versorgung entstanden waren, wo also die Heilung ein Klassenprivileg war wie zum Beispiel in England des Viktorianismus. Der Dr. Jekyll, der beim Selbstversuch nichts anderes als den unterdrückten animalischen Triebtäter in sich freisetzt, Dr. Frankenstein, der den

Menschen aus Leichenteilen neu zusammensetzt und nur ein tragisches, mörderisches Geschöpf mit einem unglücklichen Bewußtsein seiner selbst zustande bringt, und auch von dem Prostituiertenmörder Jack the Ripper ist lange Zeit wie selbstverständlich angenommen worden, daß es sich dabei um einen seelisch krank gewordenen Arzt handele, der seine Macht über den menschlichen, den weiblichen Körper im Mordakt neu ritualisiere. In dieser Phase eines recht erbarmungslosen Kapitalismus war der Glaube an eine altruistische Funktion der Medizin denkbar gering; die Medizin war in der Phantasie der Massenliteratur des ausgehenden vorigen Jahrhunderts nichts anderes als eine blasphemische Einrichtung, die verbotene Experimente mit lebendigen und toten Menschen unternahm, und die, wie es etwa in "The Body Snatcher" beschrieben wird, durchaus in der Lage war, sich die Leichen, die sie für den medizinischen Fortschritt brauchte, selber zu produzieren. Dieselbe Furcht tritt heute verstärkt wieder hervor; es entstanden in den letzten Jahren etwa drei Dutzend phantastischer Romane, einige davon auch in Filme umgesetzt, die von einer Medizin in nicht allzu ferner Zukunft berichten, wo die armen Menschen nur noch als potentielle Organspender für die Reichen existieren.

Bis in die ersten beiden Jahrzehnte unseres Jahrhunderts bestand das Wissen der Darstellung der Medizin in der populären Kultur in einer Gegenüberstellung zwischen den Resten des magischen Denkens und dem wissenschaftlichen Denken. Das Publikum durfte sich gewissermaßen aussuchen, ob es den Sieg der Wissenschaft über die Kräfte des Magischen feiern wollte, oder ob es sich umgekehrt über den Rückschlag der magischen Kräfte delektieren konnte. Ein paradoxes Medium der Integration des Medizinischen in den Alltagsglauben war die kolonialistische Mythologie. Der Arzt war, mehr noch als der Missionar, mythischer Ausdruck der Überlegenheit des wissenschaftlichen über das magische Weltbild. Keine Safari, keine Schatzsuche ohne den guten europäischen Arzt, der in Afrika und Asien Krankheiten bekämpfte, während daheim die medizinische Versorgung des Volkes im argen liegt. Und dieser Aspekt der gleichsam missionierenden, erobernden Kraft der wissenschaftlichen Medizin, wiederholt sich schließlich auch in der Heimat, noch bis in Filme wie "Die Landärztin" aus den fünfziger Jahren, wo sich die junge Ärztin nicht nur in einer Landgemeinde emanzipieren muß, (in den Maßen, in denen das damals vorgeschrieben war) sondern auch einen erfolgreichen Kampf gegen Vorurteile und Aberglauben führt. Das heißt, wie anderen gesellschaftlichen Kräften auch, verzeihen wir der Medizin ihre Widersprüchlichkeit am ehesten, solange sie unterwegs ist. Wir glauben an das positive Bild einer TV-Serie wie "Die fliegenden Ärzte", weil sich den medizinischen Helden eine Situation des Mangels und der Gefahr gegenüberstellt. Im sozialen Stillstand, gar in einer Situation des Rückschritts aber wird auch die Medizin gespenstisch.

Sehen wir uns die grundlegenden Diskurse an, die unsere Unterhaltungsindustrie geschaffen hat:

1. Der Diskurs des Halbgottes in weiß. Er überwindet in seiner Person jede Entfremdung, die zwischen der Erfahrung und der Erkenntnis entstanden ist. Der Dr. Sauerbruch des Films erklärt vehement, er habe nichts gegen Röntgenbilder, aber ein guter Arzt müsse zuerst seinen Augen, seinen Händen, seinem Geschmack, seinem Geruchssinn und seinem Gespür vertrauen. Der Arzt ist randvoll mit Zeichen des Väterlichen, die Krankenschwester randvoll mit Zeichen des Mütterlichen.

2. Der Diskurs der entfesselten Sexualität. Kippt die Angstlust gegenüber dem Krankenhaus in eine pornographische Phantasie um, so ist das wohl auch Manifestation einer latent in allem Phantasieren ums Krankenhaus angelegten Erotisierung der Beziehungen. Was dort eine romantische Verliebtheit sein mag, ist hier rohe körperliche Aktion, auch die Bestätigung einer Entwertung der Körper zum Objekt, die im Krankenhaus eine Rationalisierung gefunden hat. Die Phantasie von der liebestollen Krankenschwester bedeutet nicht nur eine starke emotionale Deckphantasie, die Lust, die sozusagen das Leid verdrängt, eine schmutzige Erlösungsphantasie, sondern auch die Umkehr des gewachsenen Mythos. Nachdem sich ja die Medizin als Wissenschaft aus dem religiösen und magischen Bereich emanzipiert hatte, blieb die Pflege der Kranken noch in weiten Teilen in einem religiösen oder kirchlichen Kontext gebunden. Die Ungleichzeitigkeit von medizinischer Forschung, Lehre und Anwendung einerseits, der caritativen Hinwendung andererseits hat nicht wenig die Mythen des Arztes als dämonischem Wissenschaftler geprägt, und die mythische Lösung für den Konflikt bot und bietet ein Zusammenspiel zwischen dem Arzt und der Schwester, sozusagen als neue Harmonie von wissenschaftlicher und menschlicher Heilung. Der Arzt sieht die Krankheit, die Schwester den Menschen. In hunderten von Romanen und Filmen wird der melodramatische Dialog zwischen Arzt und Schwe-

ster geführt, die ihre mythische, nichtsexuelle Einheit erhalten gegen Kräfte von außen und aus den inneren Begierden.

Die Schwester als ein welt- und leidenschaftsloses, metasexuelles Wesen half, den Tabuverstoß in der Behandlung des Körpers erträglich zu machen, und die Säkularisierung der Pflege schuf neue kulturelle und moralische Spannungen. Nicht aus semiologhischer Trägheit wurde ja wohl der Begriff "Schwester" beibehalten, sondern als Fortschreibung einer Utopie einer bestimmten Zuwendung.

3. Der Diskurs des Krankenhauses als Folter-und Mordinstitution. Oft ist in dieser Alptraumvision angelegt, daß man nicht freiwillig hierhergekommen ist, daß man Opfer einer Verschwörung wurde, und daß das Krankenhaus ganz anderen Zielen dient, als es vorgibt.

Was einerseits als Bestätigung der Ängste dienen kann, kann durchaus im Sinne einer Traumarbeit auch umgekehrt funktionieren, nämlich dann, wenn zum Beispiel die Bedrohung von außen kommt, wie in den Filmen um die psychophatischen Mörder, und damit das Krankenhaus sozusagen zu einem bedrohten sozialen Raum wird, die durch die Beseitigung der Gefahr wieder vermenschlicht wird.

4. Der Diskurs des Chaos-Krankenhauses. In diesen Erzählungen und Filmen ist das Krankenhaus nichts anderes als Spielwiese kindischer Impulse; es funktioniert als absurde Parodie der ins Komische gewendeten Ängste.

Wenn wir die Gesamtheit der Krankenhausbilder in der populären Kultur betrachten, so erkennen wir, daß es dabei immer um dasselbe dreiaktige Drama geht. Wir entfesseln in unserer Phantasie alle die schrecklichen und bösartigen Impulse, die wir in der Institution vermuten, wir phantasieren von einem Kampf des Guten gegen das Böse darin, und von einer schlußendlichen Rekonstruktion von Moral, Ordnung und Caritas.

In allen diesen positiven oder negativen Konstruktionen steckt eine Verknüpfung von Angst und Lust in Bezug auf die Reduktion der Person auf einen kindlichen, einen animalischen, einen barbarischen Status. Das gute oder böse Väterliche, das gute oder böse Mütterliche liefern sich einen Kampf um unsere Körper und um unsere Seelen.

Der Widerspruch zwischen Medizin und Pflege ist nicht gelöst. Wir haben dazu eine eher patriarchalische und eine eher liberale Mythologie ausgeprägt. Er ist zugleich der grundsätzliche Widerspruch zwischem dem kalten Zugriff auf den Körper und der Wärme. In all den triumphalen Heilungsgeschichten des deutschen Arztfilms steckt immer der Traum von dem Arzt, der mehr oder weniger manifest in die Patientin, die er rettet, verliebt ist. Das löst sich dann oft auf in Vater/Tochter-Beziehungen. Als einen übergreifenden Erlösungsmythos können wir die Überführung des Widerspruchs zwischen kalten medizinischen und warmen, aber selbstlosen, d.h. unpersönlichen pflegerischen Dienstes in eine quasi-familiäre Struktur ansehen. Die ideale Klinik im Fernsehen ist das Krankenhaus als Verlängerung der Arztfamilie, als überschaubares Heim einer dynamischen Großfamilie, in der sich die festen Rollen einer familialen Struktur mit den freien Radikalen der Patienten verbinden.

Im patriarchalischen Mythos können wir die Anfeindungen der bösen Pflegeschwestern ertragen, weil ein gütiger Übervater über die Institution als ganzes wacht und die bösen Schwestern immer wieder in ihre Schranken weist. Der Professor Sauerbruch des Films muß sich mit einer wahren Furie von Oberschwester natürlich in der Psychiatrie auseinandersetzen, und noch der gute Dr. Brinkmann des Fernsehens muß zumindest eine eher kratzbürstige und manchmal allzu schroffe Überschwester zu mehr Menschlichkeit ermahnen.

Im eher liberalen Mythos muß umgekehrt die Menschlichkeit von unten nach oben, von den Schwestern und den jungen Assistenzärzten nach oben durchgesetzt werden. Der Arzt als strenger Vater entfernt sich, hat womöglich noch komisch-böse Verwaltungskräfte als Begleiter.

Die Entfremdung zwischen Gesellschaft und Krankenhaus erreichte in den achtziger Jahren offenbar einen neuen Höhepunkt, gewiß nicht vollkommen unabhängig von den Versuchen zur Reorganisation des Gesundheitswesens in vielen westlichen Ländern. Da gibt es eine Reihe Obsessionen, die gerade wieder jene Medizin betrifft, die nicht für alle da ist, die Schönheitschirurgie zum Beispiel. Allein in den Jahren zwischen 1984 und 1986 entstanden in den USA etwa ein Dutzend Filme mit der wiederholten Geschichte vom wahnsinnigen Arzt, der Frauen mit einem Serum oder durch Operation verjüngen will, und dabei entweder furchtbare Monster schafft oder selber zum Mörder wird. In "Terminal Choice" bekommt so ein ärztliches Ungeheuer sogar beinahe den Nobelpreis, bevor er von einem alkoholkranken Kollegen - auch so eine feststehende Figur entlarvt wird.

So ist selbst noch die böse Krankenschwester, die den Patienten quält, wenn nicht ermordet, ein Teil dieser festgefügten Mythologie, in der ein labiles Gleichgewicht zwischen den positiven und den negativen Kräften entwickelt worden ist. Arztfilm und Arztromanheft haben dabei ein Muster entworfen, das Klaus Simon in der ÄRZTEZEITUNG beschrieben hat: " Auf der guten Seite stehen neben dem menschlichen und doch unfehlbaren Arzt die ihm ergebene Schwester. In offensichtlicher Aufopferung und heimlicher Liebe tut sie für den Chef mehr als ihre Pflicht. Der pflegeleichte - dabei schwerkranke - Patient unterwirft sich blindvertrauend dem Paar. Auf der bösen Seite nutzt ein bornierter Arzt seine Patienten aus, verfällt Alkohol und Drogen, kann nur mit Mühen vom schwerwiegenden Fehlgriff abgehalten werden. An seiner Seite versucht sich eine Intrigantin mit Schwesternhäubchen als Arztehebrecherin".

So wie die positiven Bilder vom Krankenhaus immer auch Bilder von einer positiv gestalteten sozialen Harmonie sind, so sind die negativen Bilder immer auch Protest gegen eine disharmonische Gesellschaft. Der Ferdinand Sauerbruch des Films 1953 begründet gewissermaßen mit seiner freudigen Bekundung, die Armen umsonst zu operieren, da er sich das Geld schon wieder bei den Reichen holen werde, ein patriarchales Krankensystem des sozialen Ausgleichs - und entsprechend ehrfürchtig blicken die niederen Stände zu ihm auf; in einer Klamotte der achtziger Jahre wie "Bei mir liegen sie richtig" mit Didi Hallervorden wimmelt es von betrogenen Patienten und von Ärzten, die nur ihren persönlichen Reichtum im Sinn haben.

Im klassischen deutschen Arztfilm war Geld für den Mediziner kein Thema, er hatte es einfach. Im neueren Film dagegen ist Geld durchaus auch für ihn ein Problem, beruflich wie persönlich. Und das Krankenhaus ist nicht mehr sein Reich, sondern eine Institution, die auch ihm zu schaffen macht. Sieht man das Bild des Krankenhauses in der populären Kultur in seinem kulturgeschichtlichen Ablauf, so läßt sich deutlich erkennen, daß Mißtrauen und Angst gestiegen sind, ohne daß sich auf der anderen Seite das autoritative, das Halbgott-Bild nennenswert vermenschlicht hätte. Einer kleinen quantitativen Untersuchung anhand ausgewählter Erzeugnisse der Boulevardpresse, die ich in regelmäßigen Abständen ausgewertet habe, ist zu entnehmen, daß sich in den letzten drei Jahren Katastrophen-Meldungen über das Krankenhaus im Verhältnis zu den Wundergeschichten, positiven wissenschaftlichen Sensationen und Human Interest-Geschichten drastisch verschoben hat. Im gleichen Zeitraum hat eine Renaissance von Arztfilm und Arztromanen stattgefunden, die die traditionellen Muster auf eine signifikante Weise variieren: die Vertreter der sogenannten Apparatemedizin werden durchweg negativer dargestellt; nicht der große Chirurg, sondern der familiäre Landarzt ist der Held der Stunde. Am allernegativsten indes wird die Psychiatrie portraitiert, und einer der größeren Kinoerfolge des letzten Jahres in den USA und auch in Europa, "What About Bob", schildert genüßlich, wie ein multiphobischer Patient Schritt für Schritt, und nicht ganz so unschuldig wie es scheint, die Familie des Psychiaters erobert und ihn selbst in den Wahnsinn treibt. Mit dieser offenbar populären Abwertung des Psychologischen, gewiß nicht zufällig parallel zu einer Aufwertung des Magischen, wird freilich auch eine Dialogmöglichkeit gekappt. Um es pointiert zu sagen, in unserer populären Mythologie wird gerade die Hoffnung verworfen, in dieser Institution könne auch mit dem umgegangen werden, was uns neben der Krankheit und der Angst um unser Leben am meisten quält, nämlich die Angst vor der Institution selber.

Das heißt, um es in einer Schlußthese zusammenzufassen, wir befinden uns in einer Phase, wo in der populären Kultur die Strategien der Angstabwehr umschlagen in blanke Aggression. Und selbst in Filmen wie Carl Schenkel's "Zwei Frauen", wo es um die Auseinandersetzung mit dem Krebstod geht, wird das Krankenhaus so lachhaft verzeichnet, daß jeder Zuschauer weiß, es hat mit der Realität nichts zu tun; Ärzte, Schwestern und Patienten spielen da in einem Stück mit Rollen, die so typisiert sind wie in einer commedia Dell'arte. Offenbar wollen wir in der Tat die Institution selber nicht wahrnehmen. Die klarsten und menschlichsten Blicke auf Krankenhaus-Situationen habe ich in den letzten Jahren bemerkenswerterweise bei Filmen beobachtet, deren eigentliches Thema die Krankheit AIDS ist. Vielleicht macht sie so schmerzlich den Prozeß der auch sozialen, auch emotionalen Isolation des Kranken in unserer Gesellschaft deutlich, daß hier, ohne Hoffnung auf die magische Wiedergeburt, die Suche nach dem Krankenhaus als letztem Ort der Menschlichkeit ernstgenommen wird. Und wenn diese Menschlichkeit darin besteht, den Patienten zum Sterben nach Hause zu entlassen, im Verzicht auf die gesellschaftliche

Kontrolle des Todes. Und vielleicht zeichnet sich hier auch ein neuer Umbruch an.
Entscheidend für einen neuen Dialog zwischen dem Krankenhaus und der Gesellschaft scheint mir nicht nur eine Anforderung an die Medien zu sein, ihre Mythenproduktion zu überdenken, sondern umgekehrt auch ein Wissen des Krankenhauses um einen Patienten, der mit komplexen und widersprüchlichen Angstbildern und Angstabwehrbildern in eine Institution kommt, der er sein Leben anvertraut.

Christine Funke und Beate Oberschür

Edel sei die Schwester, hilfreich und gut: Zeit für die verdrängten Minderwertigkeitsgefühle, Ohnmachts- und Machtbedürfnisse:

Haben Sie gut hingehört? Liebe Kollegin; edel, hilfreich und gut haben wir zu sein. "Nichts Neues, stimmt's? - Wie geht es Ihnen dabei? Verspüren Sie Wut? - Überdruß? - oder ein Gefühl wie, hach wäre ich ja gerne, schön wär`s?" / Und Sie, Herr Kollege Pfleger? Belächeln Sie nicht jene Worte, in dem Sinne, daß Ihnen solche Kolleginnen am liebsten sind, bleiben doch sie der Hahn im Korbe und können das Zepter übernehmen? / Und Sie? Die Herren in Weiß, Herr und Frau Doktor, erscheint Ihnen die Schwester im Rücken nicht mehr als recht und passend?

Jawohl! Edel sei die Schwester, hilfreich und gut!

Wenn wir hier kurz so etwas wie ein Comic-Bildchen malten, dann würde da die Schwester mit oder ohne Haube auftauchen, gesund und heiter ausschauend, jung und dynamisch, mal die Spritze in der Hand, dann den EKG-Monitor im Blick, Kurven und Formulare beschreibend, den Visitenblock nicht zu vergessen, Betten schiebend, den Kranken aufmuntern, die Angehörigen tröstend, ernsthaft im Gespräch, kurzum vielseitig, sie weiß Bescheid, allzeit bereit, Mädchen für alles zu sein.

Ob des nachts, in der Bereitschaft, morgens in der Frühe, sonntags wie feiertags, 4 Wochen durcharbeiten, bis dann 10 Tage frei.

Jawohl! Edel sei die Schwester, hilfreich und gut!

Natürlich ist jedem von uns dieses Bild einer Krankenschwester nicht unbekannt; diese moralisch-ethischen Ansprüche und damit verbundenen Qualitätsmerkmale verspüren wir in unseren Knochen.

Jahrzehntelang war - und wir behaupten - ist bis heute pflegerische Arbeit gut genug für Frauen. So weit wir denken können, waren es Ärzte, die Einfluß nahmen auf die Ausbildung und Ausführung des pflegerischen Berufes. Kapazitäten wie Johann Friedrich Dieffenbach und Karl Emil Gedike (beide tätig als Medizinprofessoren in Berlin, Charite) sprachen den Frauen "eine natürliche Nächstenliebe" zu, die es zu fördern galt, und die der Krankenpflege dienlich sei. Wahre Aufopferung und uneigennützige Hingebung waren die erstrebenswerten Vorbilder und Tugenden. Die Ärzte hatten fest umrissene Vorstellungen, wie eine Krankenschwester beschaffen sein sollte und welche Fähigkeiten sie besitzen sollte. Sie sollte die Gehilfin des Arztes sein, diesen als ihren Lehrer und Meister anerkennen, niemals Kritik an seinen Anweisungen und Anordnungen üben, sondern sie sollte diese widerspruchslos ausführen.

Die Geschichte läßt sich fortsetzen. Wir wollen sie hier in unserem Referat verkürzen und nach unserem Wissen und Empfinden zusammenfassen:

Nach wie vor bestimmen drei Faktoren den Beruf, die Ausübung der Krankenpflege; nämlich

— Der Stand der Medizin und ihr Bedarf an ausgebildetem Hilfspersonal-

— Die Gesellschaft, die Politiker und ihr Bedarf an Krankenpflege bzw. ihre Anforderungen an die Pflegenden

— Nach wie vor konfessionelle Vorstellungen und Organisationen.

Waren es im vergangenen Jahrhundert Frauen aus dem sogenannten Bürgertum, der besseren Schicht, die in die Krankenpflege strebten, entweder weil andere, höhere Berufsausbildungen und -zweige ihnen versperrt blieben oder sie den Zugang zu einer Familiengründung verpaßt hatten, so sind es heute nach wie vor immer noch und wieder hauptsächlich Mädchen und Frauen, die sich die Krankenpflege als berufliche Erfüllung aussuchen. Hören wir uns heute um, welche Motivationen zur Berufswahl ausschlaggebend sind, so finden wir immer ähnliche Antworten:

"Gerne anderen Menschen helfen zu wollen"
"Mit Menschen nicht mit Maschinen zu tun haben zu wollen"
"Im Team zu arbeiten, auch mit anderen Berufsgruppen"
"Medizinisches Wissen zu erwerben, Hintergründe zu erfahren, die dem Normalbürger verborgen bleiben"
"Praktisch zu arbeiten, nicht stur am Schreibtisch sitzen bleiben"

auch hört man immer wieder von Bewerbern, daß sie sich angezogen fühlen von den doch recht vielseitigen Arbeitsfeldern, die einem offen stehen, man sei nicht so festgelegt.
Außerdem läßt sich beobachten, daß sich immer mehr Menschen die Krankenpflege als zweiten Beruf aussuchen, bewußt aussuchen, weil sie in ihrem ersten Arbeitsbereich nicht befriedigend Fuß fassen konnten, meistens Zweifel am System entwickeln, oder gar, daß sie selbst in eine Lebenskrise geraten waren, in denen sie das Moment des Hilfe-annehmens und Hilfe-gebens erfahren haben und nun danach streben.

Wir möchten hier den Versuch wagen, den Typ 'Krankenschwester, Pfleger' folgendermaßen zu charakterisieren:

— Sind es Menschen, die suchen? Die unsicher sind? Die zur Unentschlossenheit neigen? Die innere Zerrissenheit verspüren? Sich ohnmächtig fühlen? Einen Halt zum Aufbau der eigenen Persönlichkeit suchen?

Gutes tun, helfen, der Kranke wird einem das eigene Tun danken, und daraus lassen sich Anerkennung und Aufwertung der eigenen Persönlichkeit schöpfen.
Wie oft hört man nicht als Krankenschwester, wenn man sich als solche ausgibt, von seinem Gegenüber diesen Satz "...ist das ein schwerer Beruf, das könnte ich nicht" - also keine Arbeit für jedermann, sondern eine Arbeit, aus der sich die Anziehung, etwas Besonderes zu sein, entwickeln kann.

Und tatsächlich, wir dürfen uns verantwortlich fühlen für die Gesundheit, die Gesundung und das Wohlergehen aller in jeder Lebenslage.
Eine hohe Aufgabe, die reizt.
"Edel sei die Schwester, hilfreich und gut"!

Derjenige, der wie ich in der Ausbildung beschäftigt ist, weiß, wie es um die berufliche Motivation bestellt ist; spätestens zu Beginn des 2. Ausbildungsjahres beginnt das uns allen bekannte Burn-out-Syndrom seinen Anfang zu nehmen.

Ist nicht auch unsere Ausbildungsphilosophie veraltet und, nach wie vor heimlich nach diesem Motto geprägt 'sei edel, hilfreich und gut'. Wir propagieren unserem Nachwuchs die Sichtweise der Ganzheitlichkeit, den Patienten als kranken Menschen, als Individuum zu sehen, als eine Einheit von Geist, Seele, Körper, in einer Lebensspanne sich befindend, geprägt von seinem privaten als auch dem gesellschaftlichen Umfeld. Wer von uns Krankenschwestern kennt nicht aus seiner Ausbildung zu jedem Pflegethema zur Genüge die Stichworte "Information des Patienten, Psychische Betreuung, Anleitung zur Selbstständigkeit." Wir propagieren das Pflegeprozeßmodell als Arbeitsmethode, patientenorientiert zu pflegen, als Beziehungs- und Problemlösungsmodell.

"Edel, hilfreich und gut, sei die Schwester?"

Wem von uns im Gesundheitswesen Tätigen ist eigentlich klar, welchem Menschenbild, welcher Auffassung von Gesundsein und Kranksein, welchem Hintergrund wir anhängen?
Oder ist es nicht doch nur das Verständnis von den Kosten und dem Nutzen?

Und damit ist wieder der Zwiespalt hergestellt, die Zerrissenheit des Einzelnen zwischen Anspruch und Wirklichkeit.
Unserer Meinung nach ist das der Nährboden weit verbreiteter Ohnmachtsgefühle innerhalb unserer Berufsgruppe.
Wie zeigt sich diese, unsere Ohnmacht in unserem Arbeitsalltag?

— Wir halten fest an vorgegebenen, eingefahrenen Strukturen (obwohl wir sie zugleich bemängeln und bemeckern):
Wer kennt nicht den wöchentlichen Bettenbeziehtag?
Das routinemäßige Fiebermessen, 3x täglich?
Das Kurvenrichten für die Chefarztvisite?
Unsere starren Arbeitszeiten im noch starreren Schichtsystem, in dem häufig genug jeder gegen den anderen arbeitet.

— Ist nicht ein weiteres deutliches Zeichen die hohe Fluktuationsrate aus dem Beruf sowie die Flucht in die Krankheit.

— Den Burn-out-Symptomen, wie sich anpassen, abgestumpft und resigniert die Arbeit zu verrichten, begegnen wir überall.

— Zunehmende Interesselosigkeit, Veränderungen als Überforderung zu erleben und sich lieber davor zu verschließen anstatt sie auszuprobieren sind täglich zu erleben.

— Die Fassung bewahren, den Kollegen gegenüber etwas darstellen, unoffen zu sein, sich aufzugeben.

und

— Patienten töten.

Dies lesteres ist die gefährlichste Verstrickung, weil hier Ohnmacht vor der Institution, dem Einfluß von Ärzteschaft und dem Druck der Verwaltungen sich umkehrt in eine Macht gegenüber dem schwächsten Glied in der Verstrickung, dem Patienten.

Nicht das Machtbedürfnis als solches finden wir ist als verwerflich zu betrachten, weil es im eigentlichen Sinne der Identifikation mit dem Beruf dienlich ist.
Für uns bedeutet 'Macht haben'
— eigenverantwortlich zu entscheiden,
— Pflegeinhalte festzulegen und diese durchsetzen zu können,
— klare Arbeitsplatzbeschreibungen zu haben, die von den anderen Berufsgruppen der Institution anerkannt werden,
— gleichberechtigt neben anderen Berufen und im Stellenwert anerkannt zu sein im Gesundheitswesen und innerhalb der Gesellschaft,
— auch auf politischer Ebene Mitsprache und Einflußnahme zu haben, — Auseinandersetzungen führen und leben können mit der eigenen
Persönlichkeit, d.h. Belastungsgrenzen erkennen und äußern können,
— auch die Grundausbildung muß endlich Autonomie, Eigenständig

keit erhalten, d.h. keine längere Anrechnung von Auszubildenden auf den Stellenplan, die Unterrichtsinhalte sollen von der eigenen Berufsgruppe ausgewählt werden.

Haben wir doch jetzt endlich mal den Mut, zu diesen Machtbedürfnissen zu stehen und sie selbstbewußt zu vertreten. Unserer Meinung nach, das möchten wir hier betonen, ist nicht das Machtbedürfnis als solches gefährlich, sondern das Machtgefühl, welches sich entwickelt auf dem Boden des stetigen Ohmächtigseins und sich-fühlens.

"Edel sei die Schwester, hilfreich und gut" - wollen wir hiermit streichen.

"Selbstsicher und selbstbestimmt, sich abgrenzend, und gleichberechtigt sollen die Schwester und der Pfleger sein"!

Ein Arbeitsfeld mit klaren Konturen; da wo technisches know-how verlangt ist, wo Organisation und Administration notwendig sind, müssen Pflegekräfte mit diesen Fähigkeiten arbeiten; da wo Lebensbegleitung erforderlich ist, solche Pflegekräfte, die sich mit Lebensfragen und Alltagsbedürfnissen beschäftigen wollen. In der Akut-Psychiatrie wird anderes Pflegeverständnis nötig sein als auf einer Chirugischen- oder Intensivpflegestation.

Könnte nicht eine Notwendigkeit sein, unsere berufliche Tätigkeit nach neuen Gesichtspunkten zu orientieren, beginnend mit der Ausbildung, fortführend mit der Gestaltung unserer Arbeitsplätze und dahinführend, unsere Arbeit wert zu schätzen.

Kritikfähg, im Sinne von entwicklungsfördernd, selbstbewußt, Begriffsinhalte darstellen können - sollten wir Pflegekräfte werden.

Unser Vorschlag: Nutzen wir die Arbeitsgruppe dazu, unsere Machtbedürfnisse klarer und bewußter werden zu lassen, sie zu detaillieren und nach Durchsetzungsmöglichkeiten zu suchen,

damit wir nicht in die gefährlichen Ohnmachtsgefühle verfallen.

Uli Lewe

Über Knechtschaft und Zivilcourage

Wenn die Mehrheit unserer Kolleginnen und Kollegen mit solchem Engagement und solcher Beherztheit an der Entwicklung ihres beruflichen Selbstbewußtseins arbeiten würden, wie die beiden Verfasserinnen des vorhergehenden Beitrags, dann hätten sich die Probleme, die ich ansprechen will, schon von selbst erledigt. Ich weiß, daß dies noch nicht der Fall ist und deshalb lohnt es sich, aus gegebenem Anlaß, - den Krankentötungen in Gütersloh - über Zivilcourage und über Chefs und Untergebene oder philosophisch ausgedrückt über Herrschaft und Knechtschaft nachzudenken. Ich tue das von zwei Bezugspunkten aus: einmal von einer persönlichen Erfahrung aus, zum anderen von nachwirkenden Traditionen unseres Arbeitsgebietes her.

1. Jeder Kollege, jede Kollegin, die in unserem Krankenhaus mit dem Täter und seinen Opfern zu tun hat, sie alle haben in irgendeinem Winkel ihres Herzens über irgendeine Handlung mit den Opfern und dem Täter ein schlechtes Gewissen, ein Schuldgefühl, ein "hätte ich doch damals" - und dieses hätte bedeutet ja: In der und der Situation habe ich damals auch eine andere Möglichkeit gehabt - aber die bequemere gewählt: Mangel an Zivilcourage - meine Person eingeschlossen.

Der geschichtliche Bezugspunkt: Die Geschichte der Krankenpflege, diese greife ich heraus, nicht weil es z.Zt. Mode ist, sondern weil die Täter nicht zufällig aus den unteren Rängen der Hierarchie - eben der Krankenpflege - stammen, diese Geschichte von frommen Damen, proletarischen Wärtern und bürgerlichen Frolleins war und ist noch immer eine von Zucht und Selbstaufgabe, von Ordnung und Unterordnung, vom Dienen und Herrschen, von scheinbarer Eigenwelt und Widerspiegelung der Gesellschaft; wobei mit moderner werdenden Zeiten die militaristische Durchwucherung des Gebietes zunahm, da man endlich zum Kampf gegen die Krankheit antreten konnte.

Mehr oder weniger heftige Emanzipationsbestrebungen verschiedener Berufsgruppen und politischer Richtungen haben daran bis heute nichts ändern können.

In dieser Situation eilt die moderne Medizin von Sieg zu Sieg und mit jedem Erfolg wird klarer, daß der Krieg gegen diejenigen, an denen man keine Siege mehr erringen kann, immer erbitterter geführt wird. Noch ist er halblegal, aber wir sind auf dem Wege zur offiziellen Kriegserklärung.

Ihre Bestandteile liegen vor:

- Mit den Worten:" Zur Eigenverantwortung (des Patienten) gehört auch die Bescheidenheit, die sich u.a. auf das freiwillige Opfer von Lebenszeit erstreckt." (1), drückt ein deutscher Medizinprofessor seine Erwartung aus, daß der Mensch es normal finde, freiwillig und gern sein Leben auf dem sozialen Schlachtfeld zu lassen.

Es lohnt, sich diesen Satz einmal genauer anzuschauen. Er ist die Fortsetzung des "dulce et decorum" mit anderen Mitteln, aber zum selben Zweck. Während es vordem süß und ehrenvoll sein sollte, für das Vaterland zu sterben, soll man heute - in aller Bescheidenheit natürlich und möglichst fröhlich und freiwillig - sich selbst umbringen; also über die Entlastung des Sozialbudgets dem Vaterland dienen.

Seine ganze Schauerlichkeit enthüllt der Satz durch die beiden Wörtchen "unter anderem". Sie geben zu erkennen, daß der "Selbstmord in aller Bescheidenheit" in den üblichen Katalog der Maßnahmen zur Kostendämpfung eingereiht werden soll. Zwischen Zuzahlung zum verordneten Medikament und der nächsten Erhöhung der Krankenkassenbeiträge um 0,5 Prozent wird noch kurz die Aufforderung zum Selbstmord eingeschoben.

Banalisierte Brutalität. Ein Satz, der in seiner unschuldig dahergeplapperten Bösartigkeit nur von Kindern oder Technokraten stammen kann.

- Dieses verräterische "unter anderem" findet seine Fortsetzung in den Medien. Unter der Überschrift "Fernseh-Prominente und ihre originellen Ticks" (2) finden wir zwischen Harald Juhnke's Zigarettentick - eine Davidoff muß es sein- Helmut Fischer's Hosenträgermarotte - nur bunt müssen sie sein - Inge Meysel und - sie ahnen es schon - ihre Giftkapsel.
Die Arme hinter dem Kopf verschränkt lächelt ihr frisch ondulierter Kopf uns gutgelaunt an und verkündet die Botschaft

"Ich bin so frei, hab mein Gift stets dabei." Begründung: Sie möchte "auch ihr Lebensende nicht dem Zufall überlassen."
(3) - Was ja wohl nur bedeuten kann, daß sie auch sonst nie etwas dem Zufall überlassen hat. Welch zwanghaftes Leben! Das kann bei einer Schauspielerin, die immer nur Happy End's produziert hat, wohl nur bedeuten, daß sie der - gewiß auch tragischen - Verwechslung erlegen ist, daß das Leben wie ihre Filme und ihre Filme das Leben seien. Das Ausgeliefertsein im Sterben und das Leben auf den Verfall hin passen nicht zu den stets durchkalkulierten Happy End's und so ist es logisch, daß sie sich selbst nur als schöne und bequeme Leiche denken kann. Aber da sie als Fernsehmutter der Nation die Sehnsüchte ihrer Zuschauer so perfekt bedient hat, sollten wir davon ausgehen, daß sie auch mit ihrer Giftkapsel deren geheime Wünsche und Ängste trifft und für sie ein Happy End anbietet. Bei aller Tragik ein verführerisches Vorbild.

- "Zur wissenschaftlichen" Beruhigung des gelehrten Publikums wird die Nützlichkeitsphilosophie produziert. Sie liefert uns die Begründung, daß der Mensch nur als produzierender oder zahlungsfähig konsumierender glücklich und wertvoll sein kann. Praktisch soll man sich das dann so vorstellen: Wenn Oma Meier nicht mehr in der Lage ist, sich auf der Kaffeefahrt ihren letzten Groschen aus der Tasche ziehen zu lassen, kommt ihr die freundliche Aufforderung von Inge Meysel in den Kopf, doch den Ratschlägen des Herrn Professors zu folgen und der Kollege Philosoph schickt sein "Recht so" hinterher - damit wir Nachkommen unser gutes Gewissen behalten und die Marktwirtschaft endlich von ihrem sozialen Klimbim befreien können - denn Leistung muß sich endlich wieder lohnen.
- Bei Otto Normalverbraucher sind diese Botschaften angekommen. Das merkt man an Witzen wie dem folgenden: "Bis September dürfen die Rentner bei Rot über die Ampel gehen. Ab Oktober müssen sie." Das etwas gezwungene Lachen bleibt ihm nicht im Halse stecken. Es befreit ihn vorübergehend von der Angst vor dem Altwerden und von der Ahnung, daß er selbst Opfer seiner eigenen Witze wird.
- Und bei genauem Hinhören findet man auch bei Reformern eine Infizierung mit militaristischen Gedanken. Ich zitiere Äußerungen von zwei engagierten Mitarbeitern unseres Krankenhauses vom Mai 1992.
Der Erste: "Zu 15.00 Uhr habe ich die Angehörigen von Herrn X einbestellt." !?
Der Zweite: "Wir haben in diesem Kreis doch Patienten stationiert." !?

Beide Sätze weisen den Gemeinten untergeordnete Plätze zu. Übernahme alter Traditionen? Ausdruck uneingestandener Machtbedürfnisse? Wer weiß.
Und ganz deutlich hat der Täter aus Gütersloh uns darauf hingewiesen, daß Reformeifer und Krankentötungen von einem Menschen nebeneinander verwirklicht werden können. Er konnte sich gleichzeitig aktiv in der Gewerkschaft für Reformen einsetzen und die ihm anvertrauten Patienten umbringen.
Historisch nichts Neues, denn die mörderischen Nazipsychiater hatten für die Zeit nach dem "Endsieg" ausgesprochen moderne Reformpläne in den Schubladen liegen.
Es sind also alle Merkmale vorhanden. Die passende Philosophie ist produziert, ein Feindbild geschaffen und die Opferbereitschaft der zukünftigen Opfer geweckt. Auch manche der heutigen Reformer werden beizeiten die Seiten wechseln.
Wir können also bald mit der offiziellen Kriegserklärung rechnen. Die bekannten Täter aus Wuppertal, Wien und Gütersloh haben nur das Pech gehabt, etwas zu früh entdeckt worden zu sein. Wäre der Krieg schon erklärt, bekämen sie statt ihrer verdienten Strafe ihre verdienten Orden. Gründe genug also, sich aus aktuellen und historischen Anlässen Gedanken über Zivilcourage zu machen.
Wenn sie allmählich ungeduldig werden und von mir erwarten, daß ich mich endlich konkret zum Begriff Zivilcourage auslasse, so haben Sie ja recht. Eine notwendige Warnung muß ich aber noch vorausschicken.
Georg Seeßlen, der heute nachmittag sprechen wird, hat in einem anderen Zusammenhang die schönen Sätze geschrieben:
"Wenn eine soziale Erfahrung verlorengeht, entsteht eine unerfüllbare Sehnsucht, ein hungriges Loch in der Seele. Das will gefüttert werden."(4)
Durch die Krankentötungen in Gütersloh sind uns viele Gewißheiten abhanden gekommen. Das führt bei uns Verstrickten zu einem extrem labilen Zustand, in dem wir ständig hin und her schwanken zwischen der Notwendigkeit, alle Erfahrungen zu überprüfen und dem Bedürfnis unserer hungrigen Seele, sich mit künstlicher Nahrung, mit neuen Mythen füttern zu lassen. Eine gefährliche und produktive Situation zugleich.

Auch ein Begriff wie Zivilcourage eignet sich zur Bildung neuer Mythen, zur Produktion falschen Heldentums. Sie sind also vorgewarnt. Ich komme gleich noch einmal darauf zurück.

So, jetzt unternehme ich den ersten Anlauf zur Definition. Was sagt der Duden zu diesem Begriff?: lateinischer Herkunft, im 16. Jahrhundert aus dem Französischen ins Deutsche übernommen. "mutiges Verhalten, mit dem jemand seinen Unmut über etwas ohne Rücksicht auf mögliche Nachteile gegenüber Obrigkeiten, Vorgesetzten o.ä. zum Ausdruck bringt." (5)

Also: Ob dumm, ob klug, ob angebracht oder nicht - Hauptsache mutig!

Eine Definition, die in ihrer fahlen Abstraktheit keinen geschichtlichen oder persönlichen Sinn erkennen läßt und uns mit einem achselzukkenden "was solls also" entläßt.

Wenn ich die Duden-Definition als ziemlich unbrauchbar verwende, so erwarten Sie zu recht eine bessere von mir. Nach langem Grübeln ist mir nichts besseres als eine Hilfskonstruktion eingefallen. Sie hat drei untereinander verbundene Eckpunkte, die sozusagen den Raum "Zivilcourage" bilden.

Jeder kann sich in diesem Raum verorten und je nach Tagesform und Bedarf wechselnde Positionen einnehmen.

Den ersten Eckpunkt habe ich mir von Robert Walser geborgt. Er spricht den Spießbürger in uns an: "... und unsereins kann ruhig sein Glas Bier in aller Vernunft trinken ... und nachts sanft schlafen und schnarchen, in der Annahme, daß Schlafen und Schnarchen besser seien als Dichten und Denken." (6) Ein kunstvoller Satz, der gleichzeitig charakterisiert und Abgründe aufreißt. Denn was sind das für Menschen, die in aller Vernunft trinken? Bei denen sich Angst vor Grenzüberschreitungen mit "selbstkontrollierter Unterdrückung" (7) verbindet?

Spießbürger, z.B. Korpsstudenten, die sich nach jeden Regeln derselben Vernunft besinnungslos saufen oder die Visage zerhacken. Wir fangen an zu ahnen, daß Blut- und Alkoholrausch beim gezähmten Menschen nahe beieinander liegen und nach meinen Erfahrungen mit den Krankentötungen kann sich niemand von dieser Möglichkeit freisprechen.

Den zweiten Markierungspunkt setze ich mit Hilfe von Karl Valentin's vertraktem Spruch: "Mögen hätt ich schon wollen, aber dürfen hab' ich mich nicht getraut." (8) Zu diesem Satz brauchen wir uns den Münchener nur noch leibhaftig vorzustellen und schon haben wir sie: die verquere In-sich-Gedrehtheit dessen, der von der Realität nur schlechtes erwartet und sie dennoch in einer Mischung aus Überdruß und Faszination immer wieder - wenn auch nur über die Schulter - anschauen muß. Und manchmal nimmt er dann seinen ganzen Mut, dreht sich um, plustert sich auf, geht einen Schritt nach vorn - und taucht umso schneller wieder ab. Sehr menschlich und uns allen gut bekannt.

Den dritten Pfeiler habe ich bei dem österreichischen Arzt und Schriftsteller Werner Vogt gefunden. "Freilich, wer ausschert, gerät in Konflikte. Konflikte befördern uns in das Hochland der Autonomie. In diesen Regionen läßt sich's noch atmen." (9) Und Rettung aus muffigem Untertanentum sei in der "frischen Luft der Übertretung" (10) möglich. So haben wir denn bei Vogt, was der Duden Definition abgeht: Ziel und Sinn und auch noch Spaß an einer befreienden Perspektive. Zusammen mit der abgründigen Bösartigkeit bei Robert Walser und der sympathischen Feigheit von Karl Valentin habe ich hiermit den Raum abgesteckt, in dem wir uns je nach Tagesform, Umgebung und Sinnhaftigkeit unserer Ziele bewegen.

So, nun haben wir zwar keine wissenschaftliche Definition, aber vielleicht ein Raum-Bild vom Begriff "Zivilcourage", das gegen Mythologisierungen gefeit ist, da es idealisiertes Heldentum vermeidet - ich hoffe das wenigstens.

Um meinen nächsten Gedanken plausibel zu machen, werde ich ein kleines Experiment starten. Dazu lese ich Ihnen erst einmal ein Sammelsurium von Zitaten vor.
- "Die Obliegenheiten eines Angestellten liegen in solch einem Haus weder ausdrücklich da noch dort, sondern überall.
Auch die Stunden der Pflichterfüllung sind keine exakt begrenzten, sondern erstrecken sich manchmal bis tief in die Nacht hinein, ..." (11)
- "Aber was gebe ich nun dafür? Ist das etwas Reelles und Gewichtiges, was ich zu bieten vermag? (12)
- "Wir sollen geschickt und geschmeidig sein in Momenten, wo er (der Chef) seiner Gelassenheit und sicheren Kräfte nicht mehr, wie sonst immer, bewußt ist, in denen wir ihn... unfähig erblicken. Und wenn wir plump gewesen sind, ... so müssen wir nicht allzusehr gekränkt sein, wenn seine Stimme und das Unmaß seiner Sorgen und Qualen uns andonnern." (13)
- Das eine Moment ist Gestalt "des Bewußtseins; ... dem das Leben oder das Sein für ein Anderes das Wesen ist." (14)
- "Und wir anderen, die den unübersehbaren Vorteil haben, seinen Anordnungen gehorchen zu dürfen, ... wir sollen ihm in Zeiten der

Unruhe und der Empörtheit eben ein wenig aus dem Wege zu gehen verstehen." (15)
- Er "ist selbstlos und hat zu seinem Selbst ein anderes Selbst, so daß er im "Anderen" sich als einzelnes Ich entäußert und aufgehoben ist und sein wesentliches Selbst als ein anderes anschaut." (16)
- "Ich habe soeben gehässige Gedanken hegen wollen, aber ich verbiete mir das." (17)

Das kommt uns doch irgendwie bekannt vor. Diese Zweifel am eigenen Wert, dies Verbieten gehässiger Gedanken, dieses Nicht-abgegrenzt-sein gegen Chef und Arbeitsstätte.

Wenn viele von Ihnen jetzt vermuten, daß es sich hier um Beschreibungen und theoretische Reflektionen des Helfersyndroms handelt, dann ist mein kleines Experiment gelungen.
Sie werden aber erstaunt sein, daß die Zitate aus Büchern stammen, die zwischen 90 und 190 Jahren alt sind, also aus einer Zeit stammen, die den Begriff Helfersyndrom gar nicht kannte. Jetzt können Sie auch meine Verwunderung nachvollziehen, als ich bemerkte, daß die Beschreibungen des neumodischen Helfersyndroms eine frappierende Ähnlichkeit mit Beschreibungen des - ich will es einmal so nennen "Knechtsyndroms" haben. Die Zitate stammen alle aus Büchern, die sich des Themas "Herrschaft und Knechtschaft" angenommen haben.
Einmal mißtrauisch geworden, habe ich nach einem Beispiel gesucht, das diesen Zweifel auch im Zusammenhang des Themas "Krankentötungen" bestätigt. Ich bin fündig geworden im Vergleich zweier Lebensgeschichten, die 170 Jahre auseinanderliegen und erstaunliche Ähnlichkeiten aufweisen.
Vergleichen wir also das Leben des gräflichen Leibjägers Andres, wie es ETA Hoffmann (18) beschrieben hat, mit dem Lebenslauf der Krankenschwester Michaela Röder, den Christiane Gibiec in ihrem Buch "Tatort Krankenhaus" (19) aufgezeichnet hat.

Die Geschichte des Leibjägers Andres wird in Gang gesetzt durch den Fluch der guten Tat seines Herrn, des Grafen von Vach.
Wegen erwiesener Tapferkeit und Treue ernennt er seinen Knecht zum Revierjäger. Weil der Herr aber nicht weiß, was dies praktisch für Andres bedeutet - der hat nämlich außer der Ehre weniger Geld und mehr Arbeit - stößt er ihn ins Unglück und der Knecht muß dafür auch noch dankbar sein, weil er nicht bemerkt, daß sein Tun eigentlich Tun des Herrn ist, da dieser den Genuß der Knechtsarbeit hat.

Ähnlich Michaela Röder. Sie stürzt ins Unglück, nachdem sie es wagte aufzumucken. Da bekommt die zur Musterschwester gemachte von ihrer Chefin schlechte Laune und Ungehörigkeit attestiert. Und - Fluch der guten Tat - die frühere Sonderrolle von Gnaden der Chefin stürzt sie jetzt umso tiefer ins Unglück. Durch die Erhöhung ist sie von den anderen Pflegern und Schwestern isoliert, so daß die Folgen ihres Aufbegehrens allein auf sie zurückschlagen.
Die anderen Zutaten der Hoffmann'schen Geschichte finden sich ebenfalls reichlich in ihrem Werdegang. Das Gelebtwerden durch die Bedürfnisse anderer, die gestockte Entwicklung, weil sie nicht begreift, daß ihre Chefin von ihr abhängig ist. Und im Gegensatz zum Leibjäger Andres, dem in feudalen Verhältnissen eine Flucht so gut wie unmöglich war, hätte Michaela Röder sich bessere Verhältnisse suchen können. Sie tut es aber nicht. Selbstkontrollierte Unterdrükkung. Vergleichen Sie die beiden Geschichten und sie können entscheiden, welche schaudervoller ist: Die Erzählung vom Leibjäger Andres oder das wirkliche Leben der Michaela Röder.
Aspekte dieser tragischen Verstrickungen lassen sich auch in Gütersloh und Lainz finden. Ich habe die Geschichte aus Wuppertal ausgewählt, weil sie gut dokumentiert ist.
Sie können meine Schlußfolgerungen also überprüfen. Sie sehen: meine Zweifel am Helfersyndrom haben gute Gründe. Deshalb halte ich für erwiesen: Das, was sich im individuellen Querschnitt als psychologisches Phänomen darstellt, erweist sich im Längsschnitt als das gesellschaftliche Verhältnis von Herren und Knechten, dient also in dieser Individualisierung und Psychologisierung der Verschleierung. Die Antwort auf diese Hypothese ist nicht nur von philosophischem oder literarischem Interesse, die jeweilige Beantwortung hat auch praktische Konsequenzen. Früher hätte die Alternative gelautet: passen wir uns an oder leisten wir Widerstand. Heute fragt man: Gehen wir in Therapie oder retten wir uns in die "frische Luft der Übertretung"? (20) Sie haben die Wahl.

Literatur:

(1) zit. in: Demokratisches Gesundheitswesen Nr. 6/85, S. 15
(2) in: Prisma Nr. 2/92, S. 31
(3) ebd.
(4) Seeßlen, G.: Das vierte Reich der Gemütlichkeit in: Freitag Nr. 17/92
(5) Duden: Das Fremdwörterbuch, Mannheim 1990
(6) Walser, R.: Der Spaziergang, Zürich 1985, S. 170
(7) Vogt, W.: Einatmen - Ausatmen, Wien/Zürich 1991, S. 10
(8) Valentin, K.: Mögen hätt ich schon wollen ..., München 1990
(9) Vogt, W.: a.a.O., S. 12
(10) a.a.O., S. 11
(11) Walser, R.: Der Gehülfe, Zürich 1985, S. 27
(12) a.a.O., S. 55
(13) a.a.O., S. 269
(14) Hegel, G.W.F.: Werke Bd. 3, Ffm 1986, S. 150
(15) Walser, R.: a.a.O., S. 269
(16) Hegel, G.W.F.: Werke Bd. 4, Ffm 1986, S. 121
(17) Walser, R.: a.a.O., S. 92
(18) Hoffmann, E.T.A.: Ignaz Denner in: Der unheimliche Gast, Ffm 1970
(19) Gibiec, R.: Tatort Krankenhaus, Bonn 1990
(20) Vogt, W.: a.a.O., S. 11

Claudio Kürten

Patienten zwischen Fachlichkeit und Menschlichkeit

Mitwirkende, "Bühnenbild"

— Trampolinspringerin: Antje Drescher
— Krankenpfleger: Johann Nusser
— Patient: Claudio Kürten

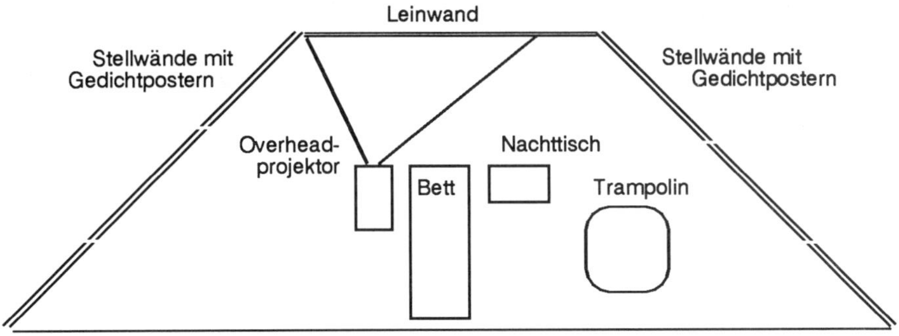

Szene 1

Johann, im weißen Pflegerkittel, schiebt Bett mit Patienten darin auf der Bühne "ins Zimmer", geht schweigend ab.

Szene 2

Patient sammelt sich, ordnet schweigend seine Unterlagen auf der Bettdecke, schaut ins Publikum und fragt:

Wer von Ihnen hat schon einmal einen hochintelligenten, zugleich originellen Vortrag fehlerfrei gehalten?
Kein Zuhörer meldet sich — Patient fährt fort:
Bitte, erwarten Sie es auch nicht von mir — so helfen Sie mir dabei, mit meinem Lampenfieber zurechtzukommen!
Der traurige Anlaß, der uns heute hier zusammenkommen läßt, verlangt ohnehin nicht nach perfekter Präsentation, sondern nach intensiver Auseinandersetzung mit entsetzlichen Möglichkeiten menschlichen Fehlverhaltens.

Szene 3
Antje steigt auf das Trampolin, springt zunächst nicht hoch, sondern bemüht sich um einen gleichmäßigen Rhythmus.

Patient:
Zunächst einmal möchte ich mich Ihnen vorstellen: Bis zum 19. August 1984 trug ich den grauen Flanell...

Patient schaut der Trampolinspringerin zu. Sie beginnt die Sprunghöhe zu steigern; Patient ermunternd:

Höher, höher, noch höher!

Antje macht angestrengtes Gesicht und bemüht sich mit aller Kraft, die Sprunghöhe weiter zu steigern. Schließlich erreicht sie immer wieder eine konstante Höhe, springt locker und leicht — mit stolzem Gesicht.

Patient plötzlich, jedes Mal, wenn Trampolinspringerin am Höhepunkt ist, zunächst freundlich und ermunternd, schließlich laut und zornig:

Oben bleiben! Oben bleiben! Oben bleiben!

Antje gibt auf, bricht ab und geht mit hängenden Schultern ab. Patient:

Nach oben...
Nach oben, was "oben"
auch immer heißen
mag,
wollte auch ich...
und natürlich
wollte ich oben
bleiben...
bis auch ich begreifen
mußte, begriff,
daß beides
immer
zusammengehört,
oben und unten,
Lachen und Weinen,
Glück und Unglück!

Zugegeben, eine banale Erkenntnis, aber doch wichtig, zumindest für mich, als entscheidende Voraussetzung dafür, mein Schicksal zu akzeptieren, denn

das Maß
meiner Ambition
bestimmt eben
auch die Höhe
meines Falls.

Bitte, übersetzen Sie diese Parabel auf Ihre Situation, auf das Ziel der Medizin mit all ihrer Fachlichkeit,

eine leidfreie Gesellschaft,
ein leidfreies Leben

zu ermöglichen:

Bei allem Fortschritt, den Sie inzwischen erreicht haben, die Konfrontation mit unheilbarer Krankheit, mit sterbenden Patienten bleibt Ihnen nicht erspart!

Auch für Sie stellt sich die Frage danach, diese Ihre Grenzen zu akzeptieren, d.h. mit diesen Grenzen zu leben und zu arbeiten.

Und gerade dann, wenn Sie an Ihre Grenzen kommen, wird's wichtig für Sie, für Ihre Mitarbeiter/innen und natürlich vor allem für Ihre Patienten! Denn, dann zeigt sich, ob und wie Sie mit diesen Grenzen umgehen —

— ob Sie sie als Niederlage begreifen, sich abwenden und zur Tagesordnung übergehen,

oder aber,

— ob sie innehalten, dabei-bleiben und ihre schwerkranken, sterbenden Patienten menschlich begleiten, bis zum letzten Augen-Blick.

Mein Leben danke ich dem medizinischen Fortschritt. Noch bis vor ca. 30 Jahren hatten Querschnittgelähmte kaum eine Überlebenschance. Dem Einsatz von Ärzten, vor allem aber auch der einjährigen Betreuung durch Pfleger und Pflegerinnen und Krankengymnasten habe ich es zu danken, daß ich heute hier zu Ihnen sprechen kann und darf. Nicht zu vergessen die pharmazeutische Industrie, der Fortschritt auch dort — jährlich rd. 4.000 Tabletten von fünf verschiedenen Präparaten sind für mich unentbehrlich, um zu überleben.

Szene 4

Patient macht kurze Pause, schaltet den Overheadprojektor ein und zeichnet erläuternd folgendes Diagramm:

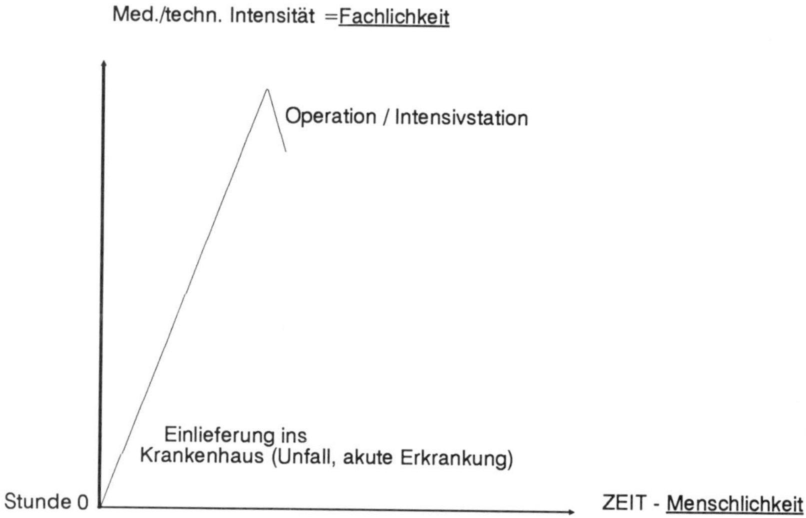

Was wird denn wann gebraucht — von dieser Fachlichkeit und Menschlichkeit?

Als bewußtloses, schwer verletztes Unfallopfer, oder aber auch als narkotisierter Patient auf dem Operationstisch, bin ich nicht auf Menschlichkeit angewiesen, sondern primär auf Fachlichkeit, auf die Kunst der Ärzte und des sie unterstützenden Teams. Also nur Fachlichkeit in diesem Moment, in dieser kritischen Stunde? Stimmt das wirklich so?

Patient schaltet Overheadprojektor wieder aus, richtet sich im Bett umständlich auf und beginnt zu erzählen:

Szene 5

Vor einem Jahr wurde ich zum dritten Mal wegen eines Leistenbruchs links operiert. Vor 30 Jahren, nach der ersten Operation, mußte ich anschließend 14 Tage liegen. Vor 20 Jahren, nach der Wiederholungs-Operation, durfte ich erst nach 6 Wochen zum ersten Mal wieder aufstehen.

Im vergangenen Jahr erfolgte die Operation in einer Tagesklinik, morgens um 7.00 Uhr Aufnahme, nachmittags um 15.00 Uhr Entlassung — denn, aufgrund des Pflegenotstandes fehlte es an Personal für stationäre Versorgung.

Diese Operation konnte bei mir ohne Narkose, auch ohne örtliche Betäubung erfolgen, denn aufgrund meiner Querschnittlähmung spüre ich unterhalb meiner Arme keine Schmerzen mehr. So kommt es, daß ich Ihnen heute vom Operationsverlauf alles berichten kann; sie dauerte von 8.40 Uhr bis 11.00 Uhr. Anwesend waren der Professor, eine Oberärztin zum Assistieren, eine OP-Schwester und zwei OP-Helfer:

OP-Schwester:	"Möchten Sie spitze oder stumpfe Klämmchen?"
Prof. schneidend:	"Wenn ich sage, Klämmchen, dann meine ich Klämmchen! Hier ist jedes Instrument so bezeichnet, daß es nicht verwechselt werden kann!"
Wenig später, der Prof.:	"Sagen Sie einmal, Schwester, was glauben Sie — wie viele Ihrer Bewegungen hier am OP-Tisch sind wohl überflüssig?"
Nach einer Kunstpause der Prof. erneut:	"Zwei Drittel, Schwester, zwei Drittel! Können kommt von Wissen und Erfahrung — merken Sie sich das — von nichts kommt nichts!"

Nach etwa einer Stunde entfernt sich ein OP-Helfer vom Tisch und will etwas vorbereiten...

der Prof. genervt:	"Was wollen Sie denn da?"
OP-Helfer setzt an:	"Ich wollte doch nur...!"
Prof. unterbricht:	"Sie wollen hier gar nichts. Bevor Sie etwas tun, sagen Sie mir, was Sie wie und warum tun wollen — und ich sage Ihnen dann, ob Sie's dürfen oder nicht! Sie werden doch aus Drittmitteln bezahlt — und wir wollen doch schließlich nicht, daß Sie Ihren Job verlieren — oder?"

Kurz vor Abschluß der Operation, so gegen 10.30 Uhr, entfernt sich ein OP-Helfer Richtung Tür.

Prof. lauernd	"Was tun Sie denn da?"
OP-Helfer:	"Ich sag schon mal Bescheid, daß sie den nächsten Patienten für die OP vorbereiten können!"
Prof. schreiend:	"Sie wollen sich wohl selbst überholen, waaas?
OP-Helfer entschuldigend:	"Nein, ich hab' doch nur gedacht..."
Prof. unterbrechend:	"Sie werden uns nicht überholen! Jetzt machen wir hier erst einmal fertig und dann sehen wir weiter."

Diese Geschichte habe ich Ihnen nicht erzählt, um Ärzte zu diskriminieren — soziale Analphabeten gibt es in allen Berufsgruppen, auch unter Patienten natürlich — sondern weil sie zu einer wichtigen Frage führt, die sich das Pflegepersonal dringend stellen muß:

"Wie lange wollen wir uns so etwas noch gefallen lassen?"

Szene 6

Patient legt sich wieder zurück, ordnet seine Unterlagen, schaltet den Overheadprojektor ein — sichtbar wird halbfertige Skizze — und erläutert:

Vordergründig geht es für den Patienten auf dem OP-Tisch natürlich primär um die Fachlichkeit, die sein Leben erhält, oder aber rettet.

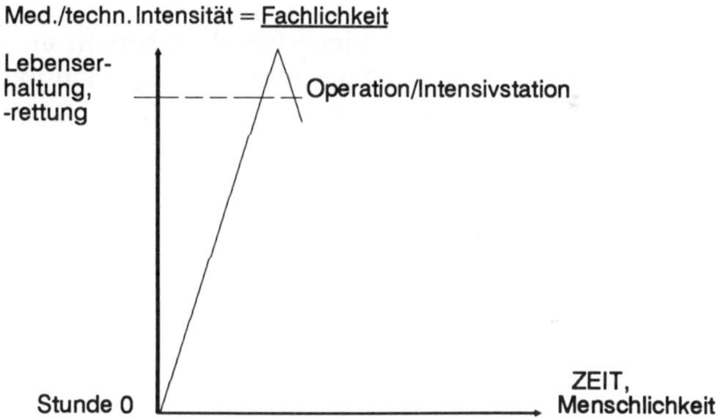

Gleichzeitig — genauso wichtig — geht es aber auch um die Menschlichkeit am OP-Tisch, zwischen den Mitarbeitern! Wie stark wird die Qualität medizinischer Leistung beeinflußt, gefördert oder aber reduziert durch das Arbeitsklima zwischen Ärzten und Pflegern? Deswegen auch folgende Frage:

Wie könnte ich
als Patient
darauf hoffen,
ganzheitlich als
Mensch
wahr-genommen zu
werden,
wenn nicht auch
die
Klinikmitarbeiter/innen
ganzheitlich
gesehen, behandelt,
geführt
und eingesetzt werden?

Patient schaltet Overheadprojektor ab und fährt fort:

Natürlich war ich froh, daß die OP-Schwester dem Professor nicht das komplette Tablett mit allen Instrumenten um die Ohren gehauen hat — aber nun wußte ich auch, warum in einer Tagesklinik operiert wurde — warum dieser Professor kein Pflegepersonal in dieser Klinik bekam!

Das Spannungsfeld von Fachlichkeit und Menschlichkeit betrifft also nicht nur Patienten, sondern gleichgewichtig auch Sie alle in Ihren helfenden Berufen! Wie viele von ihnen wollten, als sie Ihren Beruf wählten,

gebraucht werden,
individuell,
unverwechselbar,
ganzheitlich
als Mensch
mit
Verstand, Hand und
Herz?

Und wie viele von Ihnen erleben enttäuscht, daß sie nur

verbraucht,
verheizt werden,
anonym,
austauschbar,
eben nur teilweise,
nur
als Facharbeiter/in,
nur fachlich?

Die Sorge überall: **Gefährliche Pflege!** Vordergründig und berechtigt ist damit gemeint, daß aufgrund des Mangels an Pflegekräften Patienten nicht mehr so versorgt werden können, daß ihre Gesundheit nicht gefährdet wird.

Tatsächlich hat diese "gefährliche Pflege" aber noch eine ganz andere Dimension:

Sie ist bereits real, sie ist bereits Wirklichkeit im Bewußtsein der Öffentlichkeit — mit tödlicher Wirkung!

Denn wie sonst, so frage ich Sie, könnte wohl die Fernsehmutter der Nation, Inge Meysel, in Talkshows unwidersprochen Werbung machen für die DGHS und propagieren, alle Leute sollten ihrem Beispiel folgen, und in ihrer (Hand-) tasche eine Todespille bei sich führen, denn, so Inge Meysel sinngemäß:

"Bevor ich, wenn's einmal so weit ist mit mir, in ein Krankenhaus oder Altenheim gehe, bringe ich mich lieber um!"

Nicht wissen möchte ich, wie viele ältere Menschen unter den 14.000 jährlichen Suizidenten dieses Motiv für ihren Freitod heute schon haben:

Angst vor gefährlicher Pflege,
die kaum noch schafft,
was lebensnotwendig ist —
von Menschlichkeit in der Pflege
ganz zu schweigen!

Die Not in der Pflege hat ihre Ursachen nicht nur in begrenzten finanziellen Mitteln, im System, und/oder in der Organisation, sondern ganz offensichtlich gilt in einigen Kliniken:

Pflegenotstand = Führungsnotstand!

Dennoch gibt es keinen Grund dazu, die Hoffnung auf notwendige Veränderungen aufzugeben:
So, wie zur Zeit überall auf dieser Welt die alte, autoritäre Garde ihren Abschied nehmen muß, weil es Menschen nicht länger hinzunehmen bereit sind, funktionalisiert zu werden, so wird sich auch die Hierarchie in Kliniken verändern. Zum Trost für all jene unter ihnen, die in autoritären Strukturen arbeiten müssen, sei daran erinnert:

"Nur Analphabeten müssen diktieren!

Szene 7

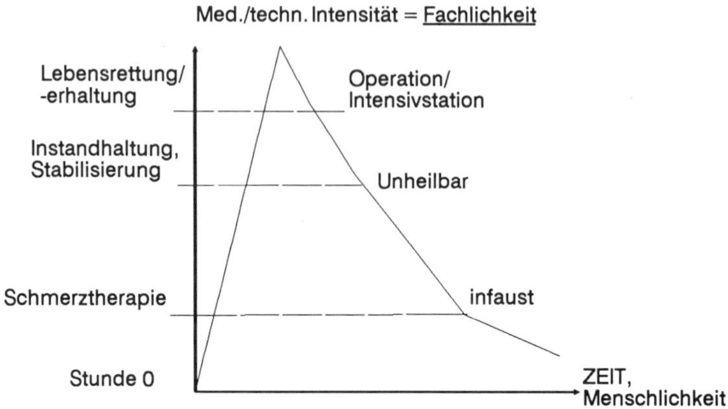

Zurück zur grundsätzlichen Betrachtung: Spannend wird's ja nun, wenn, ja wenn ein Patient nach einer Operation und kurzer Verweildauer, nicht wieder zurückkehren kann in sein bisheriges Leben, sondern wenn er unheilbar krank ist bzw. dauerhaft schwer oder gar schwerst-behindert bleibt und lange Zeit in der Klinik bleiben muß — oder, wenn er/sie sogar, aufgrund infauster Prognose im Krankenhaus sterben wird!

Diese Patienten, die weder gesund werden, noch sofort "ordentlich" sterben — dieser Sand im Getriebe, wie Sie ihn definieren — zu denen auch ich gehöre, was erwarten, wünschen denn nun die ..., ich?

An dieser Stelle — unheilbar — reduziert sich die Fachlichkeit auf "Instandhaltung, Stabilisierung" — und an dieser Stelle (infaust) auf palliative Medizin, d.h. Schmerztherapie.

Und was erwartet ein unheilbarer Patient, z.B. ich, dann?

Szene 8

Wenn Sie das wissen wollen, dann brauchen Sie jetzt ein wenig Geduld, denn, jetzt muß ich mir erst einmal einen Aschenbecher basteln:

Patient entnimmt der Nachttischschublade einen Bogen Silberpapier, faltet daraus einen Aschenbecher und kommentiert:

Hier ist Rauchen natürlich strikt verboten! Deswegen gibt's hier auch keine Aschenbecher. Diese Becher aus Aluminiumpapier haben den Vorteil, daß ich sie sofort, samt Zigarette zusammenknüllen kann, falls eine Schwester hereinkommt — dann qualmt's noch nicht einmal.

Zündet sich gemütlich eine Zigarette an, holt ein Buch hervor und:

Wissen Sie, mit diesen Plakaten hier an den Wänden "meines Klinikzimmers" hat es seine besondere Bewandtnis: Immer dann, wenn hier irgendetwas geschieht oder gesagt wird, das mir auffällt, dann male ich es auf große Papierbögen und hänge diese Poster auf — das ergibt gute Gespräche mit Ärzten und Pflegern! Einer dieser Texte lautet:

Stellen Sie sich vor ...

an einem
einzigen Tag
Ihres Lebens
würde
durch einen Unfall
entschieden:
Ihre Ehe
wird fragwürdig,
denn Sie sind
nicht mehr
partnerschaftsfähig.

Sie werden
fristlos entlassen,
denn Sie sind
nicht mehr
leistungsfähig.

Stellen Sie sich vor,
an einem einzigen Tag
Ihres Lebens
würde
durch einen Unfall
entschieden:

Patient nimmt einen tiefen Zug aus seiner Zigarette und fährt fort:

Ihr Zuhause,
Ihre Wohnung
wird gekündigt,
denn Sie schaffen
die Treppen
nicht mehr.

Ihre Zukunftspläne
werden annuliert,
denn Sie sind
untauglich geworden.

Tanz und Sport
gibt es nicht mehr
für Sie,
denn Sie sind
bewegungsunfähig.

Keine Versicherung
nimmt Sie mehr an,
denn an Ihnen
gibt es
nichts mehr
zu versichern.

Ihre Umgebung
zieht sich zurück,
denn
Unglück steckt an.
Und während Sie dann
im Trümmerhaufen
Ihres Lebens
nach
erhaltenswerten Resten
suchen,
kommt einer
und will Ihnen
das Rauchen verbieten —
wegen Ihrer
Gesundheit!

Szene 9

Patient macht Pause, lehnt sich zurück und raucht genußvoll. Dann schaltet er den Overheadprojektor wieder ein und erklärt:

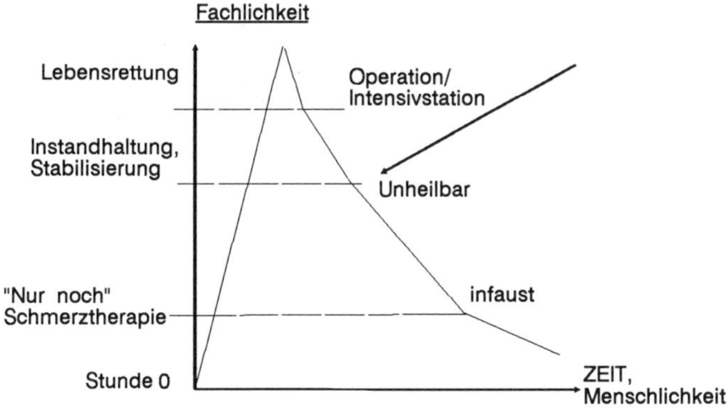

Sehen Sie, an dieser Stelle, wenn die Prognose lautet: "Unheilbar", spätestens an dieser Stelle wird meine Frage nach

Menschlichkeit

immer lauter, denn von nun an geht's darum, ein völlig

neues Lebenskonzept zu entwickeln!

Und welche Hilfen, was bietet man mir hier, in diesem Krankenhaus dafür an?

Nein, besser, weil richtiger, was wird mir — als Patient — in diesem Krankenhaus, nur in diesem (?), genommen?

Meine
Intimsphäre,
Privatsphäre,
Entscheidungsfreiheit,
mein
Lebensrhythmus,
meine Selbständigkeit
und, ja
und meine Würde
(wenn ich denn überhaupt eine habe)!

Szene 10

Ohne anzuklopfen betritt ein Krankenpfleger das Zimmer, geht wortlos zum Fenster und öffnet es, (pantomimisch), dreht sich zum Patienten und meint sehr laut, sehr fröhlich, freundlich:

Ja,
wen haben wir denn da?
Ich bin der Johann,
und wie heißt Du?

Leise, eingeschüchtert und überrascht antwortet der Patient:

Ich heiße
Claudio Kürten
und bin
fünfundvierzig
Jahre alt!

Schweigend verläßt Johann das Zimmer — Patient fährt fort:

Ich hab's ja noch gut,
hier im Einzelzimmer —
drüben liegen sie zu sechst!
Weder
beim Abführen,
noch
beim Kathetern
oder
beim Waschen
sind sie allein,
oder werden wenigstens
mit einer spanischen Wand
abgeschirmt!

Szene 11

Wieder nimmt der Patient sein Buch zur Hand:

Wissen Sie, neulich ergab sich hier folgende Situation:

Ich wünschte mir
ein Schild
für meine Tür
mit der Aufschrift:

"Bitte nicht stören,
habe Besuch!"

sagte ich
zur Stationsschwester,
am Nachmittag,
während sie
meine Verbände
wechselte.

Wissen Sie,
was sie geantwortet hat?
Empört:

Privatstunden
für Patienten
würden nur
zu Ausschweifungen
führen!"

"So, jetzt muß ich
mich aber beeilen,
meine Familie
wartet schon auf mich!"

meinte sie dann,
packte ihre Sachen
und
verabschiedete sich fröhlich:

"Bis morgen dann!"

Und ich liege hier doch nun schon über vier Monate!

Nach meiner Entlassung aus dem Krankenhaus 1985, nach genau einem Jahr Aufenthalt, habe ich mich darauf konzentriert, für und mit Klinikmitarbeitern zu arbeiten. Im vergangenen Jahr hatte ich eine Gruppe von Pflegekräften, mit der ich darüber nachdachte, daß Patienten und Altenheimbewohner meist nicht nur all das verlieren, was ich auch heute hier bereits erwähnt habe, sondern auch, ganz selbstverständlich,

ihr Liebesleben.

Daraufhin kamen aus der Gruppe spontan Entgegnungen wie:

"Wir sind doch schließlich
kein Hotel!

und ein anderer Pfleger erzählte:

"Also, bei uns werden Zärtlichkeiten zwischen alten Menschen zwar geduldet, z.B. wenn sie Hand in Hand über den Flur gehen, das wird gerade noch hingenommen und meistens belächelt, aber jegliche weitere Form von Intimität wird sofort unterbunden!"

Erschrocken fragte ich zurück:

"Ja, welches Selbstverständnis haben sie denn auf Ihrer Station? Ist es denn nicht Ihre Aufgabe, auch für diese alten Menschen noch so viel Lebensqualität wie es irgend geht, zu ermöglichen und zu verwirklichen?"

Da antwortete dieser Pfleger doch ganz nachdenklich und ernsthaft:

"Nein, wieso denn —
unser Produkt
ist doch der Tod!"

Wirklich, ein klareres Bekenntnis zur Fachlichkeit, eine klarere Absage an Menschlichkeit, habe ich noch nicht gehört!

Wenn ich nun fortfahren soll, dann habe ich ein Problem an dieser Stelle:

Ich weiß, daß ich auch weiterhin ruhig und beherrscht sprechen muß, wenn ich möchte, daß Sie mir zuhören — auch, obwohl mir so sehr zum Schreien zumute ist, aber dann würden Sie sich ja die Ohren zuhalten...

Szene 12

Krankenpfleger Johann kommt mit einem Tablett, stellt es auf meinen Nachttisch und meint fröhlich:

"Das Abendessen!
Guten Appetit!

Dann dreht er sich um, macht ein paar Schritte zur Tür, hält inne, kehrt wieder um, holt eine Serviette aus seiner Kitteltasche, legt sie zum Abendbrot und meint etwas zerstreut:

"Fast hätte ich's vergessen:
Hier, Ihr
Schlabberlatz"

Johann geht ab, Patient setzt sich auf und ißt:

"Nein, hier gibt's keine Servietten —
Schlabberlatz heißt es hier —
nur ein Wort?"

Szene 13

Patient legt sich wieder zurück, holt erneut sein Buch hervor und beginnt laut zu lesen:

Ein Uhr nachts,
22. Dezember 1984,
ich lese noch.
Ohne anzuklopfen
öffnet ein Pfleger
meine Tür
und kündigt
die Infusion an.

Grußlos betritt
ein Arzt mein Zimmer.

"Guten Abend,
mein Name ist
Claudio Kürten —
wie heißen Sie?"

frage ich.
"Ich bin
der diensthabende Arzt"
kommt es zurück.

"Bitte,
geben Sie mir
die Infusion
in eine Fußvene!"

"Ungern, sehr ungern!
Sind denn
Ihre Armvenen
so schlecht?"

"Nein,
aber ich habe
in den vergangenen
Monaten
schon fast dreihundert
Spritzen bekommen,
und am Fuß
spüre ich nichts mehr,
deswegen."

"Lassen Sie mich
Ihre Armvenen
doch einmal sehen!"

"Natürlich,
Sie können sie
gern anschauen —
dennoch
bitte ich Sie,
die Infusion
am Fuß
vorzunehmen!"

Nimmt den Stauschlauch
für den rechten Arm,
betrachtet
die gut sichtbar
werdende Vene,
will
ganz selbstverständlich
die Infusion vornehmen.

"Sie können sich
diese Vene
ruhig anschauen,
aber
spritzen werden Sie
dort nicht!"

"Jetzt werd' ich
aber wütend!"

kommt es
mühsam beherrscht
zurück.

"Wir wollen doch
das Risiko
so klein wie möglich
halten!"

"Wir
wollen gar nichts!
Sie
wollen das.
Ich will das Risiko
nicht klein halten.
Mich interessiert
das Risiko nicht!"

Springt auf,
schaut zum Pfleger,
dann wieder zu mir:

"Durch Infusionen
in die Fußvene
riskieren wir

eine Thrombose —
wissen Sie das?"

"Ja!"

"Daran können
Sie sterben!"

"Ja, auch das
weiß ich —
ich bin mir auch
gar nicht sicher,
ob ich überhaupt
noch leben will.

Deswegen
nehmen Sie jetzt
bitte meine Fußvene
oder lassen Sie's
ganz bleiben!"

"Pfleger",

schreit er nun
außer sich vor Zorn,

"schreiben Sie
ins Protokoll:
Patient verweigert
Kurzinfusion über
die rechte Armvene."

Mühelos findet
er anschließend
eine brauchbare
Fußvene.

Szene 14

Patient schaltet erneut Projektor ein und erläutert zum Diagramm:

Sehen Sie, in diesem Bereich — unheilbar — und noch sehr viel mehr bei Patienten mit infauster Prognose, gelten ganz andere Prioritäten — da werden so viele Kleinigkeiten wichtig!

Prüfen Sie doch einmal in Ihrer Klinik, ob Sie z.B. für die Patienten, die auf einen Rollstuhl angewiesen sind, eine geeignete Toilette im Bad, direkt zum Patientenzimmer gehörig, haben!

In dem Querschnittzentrum, in dem ich rehabilitiert wurde, gab's 15 Toiletten — nicht eine war vom Rollstuhl aus, ohne Hilfe eines Pflegers, erreichbar — nicht eine!

Doch, es gab auch eine riesige Bibliothek... aber 60 % der Langzeitpatienten konnten sie nicht nutzen, denn auch ihre Hände waren gelähmt, so daß sie kein Buch halten konnten. Bis heute gibt's dort keine Kassettenbibliothek, wie z.B. im Blindenheim.

Nein, keine Sorge, ich will nicht boshaft oder sarkastisch werden! Deutlich machen möchte ich Ihnen, daß sich mein Wunsch nach

mehr Menschlichkeit

für Patienten, nicht als Forderung an Sie unmittelbar richtet — in dem Sinne, daß Sie ganz persönlich an jedem Schicksal teilnehmen sollen, daß Sie trösten und ermutigen, gar streicheln oder in den Arm nehmen sollen. Nein, das ist ganz und gar nicht mein Wunsch!

Im Gegenteil, so hart es auch klingen mag: Dafür sind Sie nicht zuständig!

Ich weiß,
daß es für
Menschlichkeit,
für Zuwendung,
Wärme, Nähe,
kein Rezept gibt...
"das"
gibt's nicht
"auf Krankenschein" —
darauf
hat
ein Patient
keinen
Anspruch!

Ich weiß auch,
daß
jedes Lächeln,
jedes freundliche Wort,
jede
anteilnehmende Geste
ein Geschenk
ist.

Was ich mir wünsche, ist,

— daß Sie der Menschlichkeit in Ihrer Klinik Raum und Zeit geben

— daß Sie sich in erster Linie als Regisseur, als Berater, Begleiter/in Ihrer Patienten verstehen!

Konkret:

Bitte,
sorgen Sie dafür, daß Langzeitpatienten, vor allem aber schwerkranke und sterbende Patienten,

im Einzelzimmer

untergebracht werden können, damit auch die Angehörigen integriert werden können.

Bitte, nehmen Sie Ihren unheilbaren Patienten die Angst vor der Intensivmedizin und vor künstlicher Lebensverlängerung
durch

Vereinbarungen

darüber, was im Ernstfall noch zu tun, vor allem aber, was zu unterlassen ist.

Bitte,
überprüfen und korrigieren Sie Ihre Hausordnung, falls sich darin noch Passagen finden wie:

"Es ist selbstverständlich, daß Patienten die Anordnungen der Ärzte und des Pflegepersonals befolgen!"

Achten und respektieren Sie die Selbständigkeit und Entscheidungsfreiheit Ihrer Patienten — alles, was Sie tun (können), kann doch "nur" ein Angebot sein! All das, was Sie hilfreich tun möchten, kann und darf doch keine Anweisung sein, denn sonst werden Sie vom

erbetenen Helfer

zum

unerbittlichen Helfer!

Bitte,
halten Sie schwerkranke Patienten nicht nur am Leben, sondern im Leben, indem Sie der Schmerztherapie und Symptomenkontrolle ebenso viel Aufmerksamkeit schenken, wie heilenden Therapien.

Bitte,
sagen Sie Ihren Patienten, wenn Sie ausdrücklich danach fragen,

die Wahrheit!

Sie sind nicht verantwortlich für das, was ist — aber Sie sind mitverantwortlich dafür, wie mit dem, was ist, umgegangen wird!

Bitte,
schenken Sie den Kleinigkeiten des Lebens in Ihrer Klinik so viel Aufmerksamkeit, wie Sie irgend erübrigen können! An einer Blume auf dem Tablett erkennt Ihr Patient, daß er/sie auch noch als Mensch wahr-genommen wird.

Szene 15

Pfleger Johann betritt schweigend das Zimmer und vertieft sich in die Textposter, die an den Wänden hängen. Schließlich wendet er sich ab und will wortlos das Zimmer verlassen. Patient:

"Sie machen ein so zorniges Gesicht, warum sagen Sie nichts zu meinen Texten?"

Johann: "So lange Sie liegen, sind Sie kein Gesprächspartner für mich!"

und geht ab.

Bitte,
behandeln und akzeptieren Sie Ihre Patienten als gleichberechtigte Gesprächspartner!

Szene 16

Johann kommt mit einem Rollstuhl ins Zimmer. Patient hat die Decke zurückgeschlagen, die Beine aus dem Bett gehoben und will offensichtlich aufstehen.

Johann bleibt mitten im Zimmer stehen und sagt freundlich:

"Diesen Rollstuhl könnten Sie auch metallicfarben bekommen, passend zu Ihrem Auto!"

Anschließend geht er hinaus und kommt nach wenigen Augenblicken mit einem anderen Rollstuhl wieder herein — dazu fröhlich:

"Und hier kommt Ihre Perspektive!"

Patient setzt vom Bett in den Rollstuhl über, Johann hilft zunächst, tritt schließlich etwas zurück und meint dann schulterklopfend:

"In diesem Rollstuhl werden Sie schneller sein, als ein Mensch!"

Claudio Kürten

Patienten als Partner — vom Gottes-Lohn zum Tariflohn in der Pflege

Wie können wir dazu beitragen - welche Entwicklung ist notwendig, damit so entsetzliche Ereignisse wie die, die uns hier zusammengeführt haben, nicht wieder Wirklichkeit werden können? Zwei wesentliche Segmente dieses Problems sind

— die Not der Pflegenden und

— die Situation der Patienten.

Permanente Überforderung der Pflegenden muß ebenso unterbunden werden, wie die unheilvolle Versachlichung, Entwertung von kranken Menschen ...

Stückgut
Frachtgut
Flaschengut
Leergut
Patientengut.

Nur wenn es gelingt, bei Pflegenden das "Ausbrennen" mit der möglichen Folge, daß Mitleid in tödliches Selbstmitleid umschlägt, zu verhindern, kann eine denkbare Ursache für verhängnisvolle Fehlentscheidungen beseitigt werden.

Nur wenn es gelingt, die derzeitig überwiegende Einstellung zu Patienten = zu versorgende, hilfsbedürftige Objekte, so zu verändern, daß es zu einer echten Partnerschaft kommt zwischen Pflegenden und kompetenten, eigenverantwortlichen - kranken - Menschen, kann eine Beziehung zwischen beiden Gruppen entstehen, die menschliches Miteinander begründet und so lebensgefährlichen Fehlentwicklungen vorbeugt.

Welche praktischen Konsequenzen ergeben sich aus diesen schlichten Einsichten? Wie können Verantwortliche und Beteiligte im Krankenhausalltag konkret dazu beitragen, daß kritische Situationen - vor allem auch bei personellen Engpässen in der Pflege - rechtzeitig erkannt und "beherrscht" bzw. beseitigt werden können?

Leitgedanken

Generell gefragt: Welche Strategien stehen für die Lösung eines Problems zur Verfügung? Klarheit braucht es unbedingt darüber, daß jedes Problem aus "nur" drei Elementen besteht, denn

Hindernisse
gibt es nur
auf dem Weg
zum Ziel
eines
Menschen.

Daraus ergeben sich auf der Suche nach Lösungen drei Ansatzpunkte:

1.) Hindernis-Beseitigung

Jede(r) begegnet auf dem Weg zu seinen/ihren Zielen, d.h. Verwirklichung von Wünschen, Werten, Normen und Traditionen, Schwierigkeiten, Hindernissen und Widerständen. Flüchtlinge aus der ehemaligen DDR illustrierten eindrucksvoll, mit welcher Energie und Kreativität sie ihr Ziel verfolgten, und dabei das Hindernis "Mauer" durchbrachen, überflogen, untergruben, umgingen und schließlich beseitigten.

2.) Ziel-Korrektur

Gelingt der Lösungsansatz 1 nicht, oder aber nicht vollständig, wird es zwingend notwendig, das Ziel in Frage zu stellen, d.h. unter Umständen sogar, es aufzugeben, Abschied zu nehmen, es sei denn, bewußt oder auch unbewußt, wird der dritte - und zugleich letzte - Lösungsansatz riskiert:

3.) Selbstzerstörung

Wenn es nicht gelingt, Ziele so zu setzen, daß ihre Erreichung - trotz aller Schwierigkeiten - den eigenen Kräften und Fähigkeiten entspricht, wenn es also zu einer permanenten eigenen Überforderung kommt, werden Krankheit und andere Auswirkungen folgen.

Zur aktuellen Situation in der Pflege:

Die derzeitige Situation in vielen unserer Kliniken ist gekennzeichnet durch das Bemühen der Betriebsleitungen, die genannten Problemlösungs-Strategien Nr. 1 und 2 einzusetzen:

Auf dem Weg zum Ziel, dem Versorgungsauftrag gerecht zu werden, wird versucht, das Hindernis "Personalmangel" zu beseitigen durch

— materielle Anreize, d.h. zusätzliche Entlohnung,

— Zusatzleistungen (Kindergärten, Wohnheime)

— und Imagewerbung für den Pflegeberuf.

In den Kliniken, in denen diese Bemühungen nicht zum angestrebten Erfolg führen, werden zwangsläufig die Ziele korrigiert, d.h.

— die Pflegequalität wird reduziert,

— Stationen, Betten werden geschlossen

— und die ambulante Versorgung von Patienten wird entwickelt (Tageskliniken).

Die Strategie der "Selbstzerstörung" ist in den Häusern zu beobachten, in denen die Lösungsansätze 1 und 2 nicht konsequent verwirklicht werden:

— Fehlzeiten der Mitarbeiter/innen bis zu 30 % sind nicht ungewöhnlich,

— eine sehr hohe Fluktuation dokumentiert die Not der sich "Lösenden",

— die immer kürzer werdende Verweildauer im Pflegeberuf und Nachwuchsmangel veranschaulichen, wie sich ein ganzer Berufsstand selbst aufgibt.

Aus dieser generellen Betrachtung der Problemsituation in der Pflege allein lassen sich noch keine neuen Lösungsansätze erkennen, deswegen folgendes Beispiel:

Das Beispiel: Station D4

In einer großen städtischen Klinik formulierte ein Stationsleiter sein Problem so:

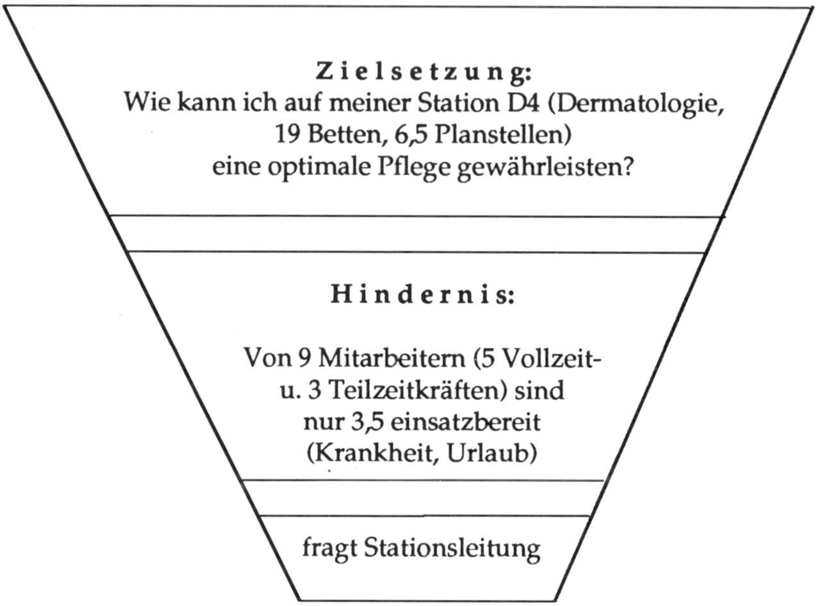

Jede Problemlösung beginnt mit der Suche nach den richtigen Fragen — zu einem hilfreichen Lösungsansatz führten in diesem Beispiel die folgenden drei:

1.) Für welche Aufgaben/Arbeiten wird die verfügbare Personalkapazität eingesetzt

2.) Für die Ausübung welcher Funktionen ist ein Pflegeexamen erforderlich? (Im folgenden sind diese Aufgaben mit einem **E** gekennzeichnet.)

3.) Welche Aufgaben könnten auch von Patienten (der Pflegekategorie I, = geistig klar u. gehfähig) — im folgenden mit einem **P** gekennzeichnet — und/oder von Verwaltungs- oder Hotelkräften (**V** bzw. **H**) erfüllt werden?

Funktionsanalyse der Station D4

Wie wird die Personalkapazität eingesetzt? Von wem könnten die Aufgaben, für deren Erfüllung kein Pflegeexamen erforderlich ist, auch wahrgenommen werden — Patienten (**P**), Verwaltungskräfte (**V**), Hotelkräfte (**H**)?

1. Berichte geben (Übergabe)	**E**			
2. Betten machen		**P**	**H**	
3. Fieber messen		**P**		
4. Blutdruck messen		**P**		
5. Puls messen		**P**		
6. Waschschüsseln verteilen			**H**	
7. Spritzen geben	**E**			
8. Frühstück vorbereiten		**P**	**H**	
9. Frühstück austeilen		**P**	**H**	
10. Tabletts einsammeln		**P**	**H**	
11. Medikamente stellen	**E**	**P**		
12. Medikamente kontrollieren	**E**	**P**		
13. Medikamente verteilen	**E**	**P**		
14. Infusionen vorbereiten	**E**			
15. Patienten waschen	**E**	**P**	**H**	
16. Patienten rasieren		**P**		
17. Telefonate führen (fachlich)	**E**			
18. Blutproben sortieren				**V**
19. Blutproben transportieren				**V**
20. Blutzucker bestimmen		**P**		
21. Visiten begleiten	**E**			
22. Nachtschränke putzen		**P**	**H**	
23. Betten auswaschen		**P**	**H**	
24. Patienten transportieren	**E**		**H**	
25. Verbände wechseln	**E**			
26. Verordnungen durchführen	**E**			
27. Visiten ausarbeiten	**E**			**V**
28. Krankenakten führen				**V**
29. Patienten aufnehmen				**V**
30. Mittagessen vorbereiten		**P**	**H**	
31. Mittagessen austeilen		**P**	**H**	
32. Tabletts abräumen		**P**	**H**	
33. Waschschüsseln desinfizieren		**P**	**H**	

34. Schüler, neue Mitarbeiter/innen anleiten	E			
35. Essenswünsche erfragen			H	V
36. Bestellungen aufgeben				V
37. Material besorgen			H	V
38. Material einräumen			H	V
39. Kaffee kochen		P		
40. Kaffee u. Kuchen austeilen		P	H	
41. Tabletts abräumen		P	H	
42. Patienten füttern	E oder Angehörige P			
43. Patienten säubern	E oder Angehörige P			
44. Krankenakten u. Röntgenbilder besorgen				V
45. Patienten lagern	E			
46. Patienten mobilisieren	E			
47. Abendessen vorbereiten		P	H	
48. Abendessen austeilen		P	H	
49. Tabletts abräumen		P	H	
50. Patienten u. Angehörige informieren	E			
51. Patienten beraten	E			
52. Patienten trösten	E ? wirklich?			
53. Patienten motivieren	E ? wirklich?			
54. Betten machen		P	H	
55. Verbände wechseln	E			
56. Ärzten assistieren	E			
57. Befunde abheften				V
58. Dienstpläne schreiben				V
59. Formulare ausfüllen				V
60. Mitarbeitergespräche führen	E		H	V

Heftige Diskussionen gab es in jener Arbeitsgruppe von Pflegekräften, die diese Analyse anfertigte, vor allem über die Frage, ob es auch zur Aufgabe der Pflege gehöre, Patienten nach sehr schweren Eingriffen, bzw. angesichts ernster Diagnosen "zu trösten"!

Geklärt werden konnte, daß — bisher — auch das Trösten von Patienten unbedingt zum Selbstverständnis der Pflegekräfte gehört, die sich einer ganzheitlich orientierten, kirchlich geprägten Berufsauffassung verpflichtet fühlen.

Ergebnisse, Erkenntnisse aus dieser Funktionsanalyse:

1.) Ganzheitlichkeit in der Pflege

Traditionell, ursprünglich, wurden Kranke und Pflegebedürftige überwiegend von Nonnen oder Diakonissen hingebungsvoll gepflegt, die sich christlich glaubend einem ganzheitlichen Menschenbild, und damit Pflegeansatz, verpflichtet wußten. Untrennbar verbunden mit diesem Selbstverständnis war es auch, daß menschliche Zuwendung, Nähe und Wärme, insbesondere auch Trost und Ermutigung, zu vermitteln sei.

All dies wurde nicht etwa "geleistet", sondern war elementarer Bestandteil einer Hingabe, bzw. "Berufung" von Menschen, die sich dem Ideal christlicher Nächstenliebe für **Gottes-Lohn** verschrieben hatten. Diese Diakonissen und Nonnen waren im besten Sinne berufene Generalistinnen.

Überfällig ist der Wandel im Selbstverständnis der Pflege

von der berufenen Generalistin
zur
professionellen Spezialistin

für Krankenpflege — und damit verbunden, der Wandel

vom Gottes-Lohn zum Tariflohn in der Pflege!

Mit Recht fordern Pflegekräfte heute eine angemessene Entlohnung, Honorierung ihrer Leistungen! Gleichzeitig stellt sich in diesem Zusammenhang die Frage danach, was wird, bzw. kann geleistet werden — und was, wenn überhaupt, kann nur verschenkt werden?

Menschliche Zuwendung, Nähe und Wärme gibt es nicht "auf Krankenschein", kann nicht verordnet und rezeptiert werden. Kein Tarifvertrag wird die Vergabe von "Streicheleinheiten" als Leistungseinheit aufnehmen. Erst wenn diese Erkenntnis akzeptiert wird, wird das Lächeln und die anteilnehmende Geste einer Krankenschwester, eines Pflegers wieder zu dem, was es eigentlich ist — ein unbezahlbares **Geschenk**.

Daraus ergibt sich eine wesentliche Neuorientierung für die Pflege, die da lauten könnte:

Von ganzheitlicher Hilfe
durch Pflegekräfte
zur ganzheitlichen Regie
in einem Stationsalltag, die
sowohl
Patienten und Angehörige,
als auch
andere Berufsgruppen integriert.

2.) Die Lösung des Problems auf der Station D4
Der Leiter der Station D4 kam zu der Einsicht, daß eine erhebliche Zielkorrektur zugleich seine Hindernisse, und damit sein Problem beseitigt — seine Situationsbeschreibung lautete nun so:

Zielsetzung:

Wie kann ich erreichen, daß sich alle Patienten auf meiner Station D4, die gehfähig und geistig klar sind, (17 von 19) selbständig und eigenverantwortlich versorgen, so daß sich meine wenigen verfügbaren Mitarbeiter auf die wirklich pflegebedürftigen Patienten konzentrieren können?

Hindernis:

Die Mitarbeiter müssen umdenken, die Patienten müssen anders geführt werden

erkannte die Stationsleitung

Schlußbetrachtungen

In unseren Kliniken gilt es einen Entwicklungs-Prozeß einzuleiten, der

Mitarbeitern in der Pflege anspruchsvolle berufliche Perspektiven eröffnet, dazu gehören unbedingt Qualifizierungschancen

— fachlich, und/oder

— pädagogisch, psychologisch oder

— Management-orientiert,

andere Berufsgruppen in die Versorgung von Patienten integriert, und der — vor allem —

Patienten aktiv am Stationsgeschehen beteiligt.

Das Ziel dieses notwendigen Veränderungsprozesses muß lauten:

**Vom Therapievollzug
am Patienten
in Kranken-Anstalten
zur
Partnerschaft mit Patienten
in Gesundheitszentren**

Antje Drescher
Zuhause sterben

Jetzt stand ich vor der Tür - und auf einmal merkte ich, wie mir die Knie weich wurden, die Hände feucht, am ganzen Körper innerlich zitternd dachte ich: Jetzt gehst du hier zu einem Menschen, der dir anscheinend völlig fremd ist, willst ihn auf seinem letzten Weg begleiten und glaubst noch, das sei etwas ganz Tolles. Will dieser Mensch das denn überhaupt? Will er mich und wenn nicht, was dann? Alle Gespräche, die wir in den letzten Monaten in der Gruppe geführt hatten, alles, was ich gelesen hatte über Gespräche mit und Begleitung von schwerkranken und sterbenden Menschen, alles, was ich gedacht habe, was ich tun werde, wenn es denn einmal so weit ist - alles das war weg. Ich stand leer und hohl und mit einem großen Kribbeln im Bauch vor dieser Tür und holte noch einmal tief Luft. Weglaufen, der Gedanke ist mir nie gekommen, also Klinke anfassen und hinein zu Herrn A., der doch so auf mich wartete, wie mir die Schwestern der Station - die in den nächsten Jahren "meine Station" werden sollte - am Telefon erzählt hatten. Herr A. war Anfang 60 und hatte Krebs. Er war in vielen Spezialkliniken gewesen, chemotherapiert, operiert, mit und ohne Schmerzmittel behandelt und "austherapiert", aber doch noch hoffend, zum Sterben ins Heimatkrankenhaus gekommen. Zwei Jahre vor Ausbruch der Krankheit hatte er seine Frau die an genau der gleichen Krankheit in diesem HAUS gestorben ist, begleitet und unendlich liebevoll gepflegt. Herr A. war der Liebling der Station. Er hatte Schmerzen, ihm wurde oft sehr übel, aber klingeln mochte er nicht, "weil dann die Schwestern immer so viel laufen mußten und so wichtig sei er ja nicht". Er war noch ein großer anscheinend kräftiger Mann, aber die Brechschale konnte er schon gar nicht mehr alleine halten, geschweige denn, sich aufrichten. Vor lauter Angst, auf der einen Seite nicht "immer klingeln" zu wollen, auf der anderen Seite wohl merkend, daß er gar nicht alleine zurecht kam, brach ihm der Schweiß aus und die Perioden des "Schlechtwerdens" kamen immer öfter. Er hatte große Angst - besonders nachts. Alles war anders. Der Baum, der vor seinem Fenster stand und ihm tagsüber so viel Freude machte, warf im Dunkeln angsterregende Schatten, die Stille war bedrückend, der Schlaf kam nicht oder wollte nicht kommen, Menschen- und Straßenlärm drang nicht wie tagsüber in sein Zimmer oder wenn, dann überraschend und zu laut ... kurzum, jeder, der einmal im Krankenhaus gelegen hat, weiß, nachts ist alles anders. Als man Herrn A.

sagte, daß ich zu ihm kommen würde, um bei ihm zu sein, sagte er sofort zu, obwohl wir uns überhaupt nicht kannten. Wie groß ist die Angst oder wie groß das Vertrauen zu Menschen, die sich einfach nur einander Zeit schenken? Und jetzt ging ich zu ihm ans Bett, begrüßte ihn und sagte etwas zögernd aber durchaus ehrlich: "Hier bin ich, und wir werden zusammen diese Nacht verbringen. Sie dürfen erzählen, schlafen, weinen, lachen oder - mich raußschmeißen, wenn Sie wollen!" Mit der Sprache konnte er gut umgehen, lächelte und augenzwinkernd antwortete er: "Wir werden die Nacht schon schaffen".

Vieles hat er mir in dieser Nacht erzählt. Anscheinend ganz unwichtige Dinge, wie z.B. der Rostfleck an seinem Auto, der auf der letzten Urlaubsreise durch eine Unachtsamkeit aufgetreten ist. Er ist nicht mehr dazugekommen, ihn wegzumachen. Oder er hat von seiner Zeit im Schützenverein gesprochen, welche Lieder er so gern gesungen hat; zwischendurch hat er immer über die Krankheit und das Sterben seiner Frau gesprochen. Viel später erst ist mir klar geworden, daß er mir "sein Sterben" über das Sterben seiner Frau erzählt hat. Aber er hat es nie direkt ausgesprochen. Er hat von "seinem" Krebs und "seinen" Metastasen erzählt, aber nie von seinem Sterben. Ganz intuitiv habe ich nur zugehört, mit ihm über kleine Begebenheiten gelächelt, bin mit ihm traurig gewesen und habe mit ihm geweint - es ging gar nicht anders - wenn er erzählte, was er noch alles erleben wollte. Mitten im Erzählen schlief er oft für wenige Minuten ein, und wenn er wieder wach wurde, setzte er sinnbildlich ein Komma und machte genau an der Stelle weiter, wo er aufgehört hatte mit Erzählen. Ich habe gar nicht gewußt, wie lang eine Nacht sein kann. Nein, nicht von der Anstrengung oder der körperlichen Erschöpfung her gesehen, sondern von den Stunden des Miteinander, des sich Nahekommen. Als Herrn A. das erstemal übel wurde, fragte ich ihn, ob ich denn eine Schwester holen sollte, aber er meinte, wenn es mir nichts ausmachte??? Ich hielt ihm die Brechschale und hatte ihn dabei im Arm, diesen großen, starken Mann. Ich wischte ihm den Schweiß von der Stirn und spülte ihm den Mund aus. Ich streichelte seine geröteten Wangen und massierte ihm ganz leicht den Nacken. Als er merkte, daß mir das alles wohl nichts ausmachte, holte er tief Luft und sagte wieder: Wir werden diese Nacht zusammen verbringen. Wir wußten beide, daß der Tod schon mit im Raum war, aber wir haben ihn in stiller Übereinstimmung noch nicht angesprochen. Wir hatten noch sehr viel mit uns selber zu tun. Dadurch, daß ich Herrn A. im Arm hielt, wenn ihm schlecht war, kam eine große Zärtlichkeit in alle Gesten, und wir gingen zunehmend mehr mit großer Zartheit und Wärme miteinander um. Und das alles in einer Nacht. In einer Nacht läßt mich ein Mensch zu - läßt mich an seinem Leben und seinem Sterben teilhaben - läßt mich zu und nimmt mich an, in seiner wahrhaft nacktesten Stunde - ein Geschenk! Noch heute bin ich Herrn A. dankbar für diese Stunden voller Nähe und Wärme. Er hat mich weitermachen lassen, er hat mir einen Weg gezeigt, und ich habe für mich erkannt, ich kann es nicht nur, ich möchte es auch, wenn man mich zuläßt. Er wird immer ein großer Mosaikstein in mir sein und ich muß oft an ihn denken.

Als ich am nächsten Morgen nach Hause fuhr, war in mir nur Freude und Glücklichsein über diese letzten Stunden, die wir miteinander verbracht haben, ohne irgendwelche großen Momente. Ich hatte bis dahin immer schon bewußt gelebt, aber was ich auf dieser kurzen Fahrt nach Hause alles sah, fühlte und erlebte, kann ich nicht in Worte fassen. Es war nur schön. Schön war auch nach Hause zu kommen, die verschlafenen Gesichter meiner Kinder zu sehen, das Grummeln meines Mannes: "Die ganze Nacht warst du nicht im Bett, du mußt doch umfallen", schmunzelnd anzunehmen, miteinander zu Frühstücken und sie dann "gehen zu lassen". Das ist Leben, dachte ich, und merkte, daß ich beides meinte: Die Nacht und den Tag - die Dunkelheit und die Nacht.

Am Vormittag rief Schwester Uschi von Station an, um mir mitzuteilen, daß alle ganz glücklich seien, weil es Herrn A. so gut ginge. Ihm wäre nicht mehr schlecht, er wäre nicht traurig, er hätte eine gute Nacht gehabt und über die abgebrochene Chemotherapie könnte man vielleicht noch einmal reden ... Es war ja auch für die Station etwas ganz Neues, und wir wußten alle nicht, ob es gut gehen würde. Herr A. hatte nachgefragt, ob ich denn noch einmal an diesem Abend zu ihm kommen würde. Natürlich sagte ich zu.

An diesem Abend war alles ganz anders. Wir begrüßten uns wie zwei Vertraute, die eine schöne Zeit miteinander gehabt hatten, und er hatte alles vorbereitet: Auf dem Tischchen neben dem Bett standen eine Flasche Bier, ein Piccolo und ein Kasten Pralinen mit der Aufschrift "Vielen Dank". Zum erstenmal spürte ich, daß ich mit dieser Form von Dankbarkeit umgehen konnte, und ich spürte, daß ich sie in Gedanken auch gleich weitergab. Weitergab an all die Menschen, die seine "natürlichen" Begleiter waren und noch sind. Ich habe in dieser

Zeit seines Sterbens nur eine "kleine" Lücke gefüllt und ich bin gern "Lückenfüller" geworden und bis heute geblieben - im wahrsten Sinne des Wortes.

Die ganze Fürsorge, die ich ihm anscheinend am Vorabend geschenkt hatte, bekam ich in dieser Nacht zurück. Wir tranken zusammen das Fläschchen Bier und einen kleinen Schluck Sekt. Er konnte sein Bier gar nicht mehr schlucken, er spülte den Mund aus, Brechschale, ausspucken - aber mit jedem Schluck, den er genüßlich zu sich nahm, sagte er: "Lecker"--- und dann meinte er noch - und er war ein sehr charmanter Herr - ich sollte mich bequem hinsetzen, die Beine hochlegen, die Füße mit unter seine Decke und die Wolldecke um meinen Rücken legen, weil "so jung sei ich ja auch nicht mehr", damit ich kein Rheuma bekomme. Nett, nicht? Wir haben in dieser Nacht nicht mehr viel miteinander gesprochen, er war müde, ich war müde. Ich hielt seine große, warme Hand - oder hielt er meine? Viel später erst wurde mir klar, daß es unser, sein Abschied war. Es wurde ein sehr leiser Abschied.

Ein paar Wochen ging es ihm noch einigermaßen gut, aber dann ging doch alles sehr schnell. Er war nicht mehr ansprechbar und fiel ins Koma. Ich war die letzte Nacht bei ihm - und nun konnte ich ihm all die Dinge noch einmal sagen und - so gut es ging - versprechen, die er mir in unserer ersten Nacht erzählt hat. Ich konnte leise die Lieder summen, die er doch so gern gesungen hat, und ich konnte ein wenig von seiner Frau erzählen. Auch der Rostfleck war noch einmal wichtig. Nicht, daß ich die ganze Nacht erzählt hätte, aber zwischendurch, wenn er unruhig schien, fielen mir diese Dinge alle ein. Wieder hielt ich seine Hand - oder er meine? - und manchmal zart und behutsam wie ein kleines Vögelchen ging ein Zucken durch seine Hand. Wie ein Hauch von Leben, und ich spürte, es war gut so. Als ich morgens zur üblichen Zeit nach Hause ging, Herr A. wurde gewaschen und gepflegt, wußte und ahnte ich nicht, daß ich ihn nicht mehr wiedersehen würde. Als man mich gegen 7.00 Uhr anrief und mitteilte, daß er soeben gestorben sei, war ich sprachlos und unheimlich, ja fast böse auf ihn. Ich dachte, jetzt war ich so lange bei dir, nun stirb gefälligst auch, wenn ich dabei bin - ich wollte dich doch schließlich begleiten...

Viel später erst ist mir klar geworden: Begleiten heißt, ein Stück des Weges mitgehen dürfen, ein Stück der Angst nehmen dürfen, ein kleines bißchen miteinander aushalten - mehr nicht. Den letzten

Schritt macht fast jeder allein und seinen Tod stirbt auch fast jeder so, wie er es will. Dies zu erkennen, zu begreifen und auch anzunehmen war das, was mir "mein Mensch" mitgegeben hat - bis heute denke ich daran, und ich bin ihm sehr danbbar:
Er hat mir viel mehr gegeben als ich ihm geben konnte.

Wer sind wir?

"Omega - mit dem Sterben leben e.V." will das in unserer Zeit vorherrschende negative Bewußtsein über das Sterben verändern, ebenso wie die Bedingungen, unter denen in unserer Gesellschaft das Sterben vieler Menschen geschieht.

OMEGA will Menschen befähigen, anders mit dem Sterben umzugehen. Der Verband wendet sich gegen Isolation Sterbender, die angesichts ihres Todes oft - ungewollt - allein gelassen werden.

OMEGA setzt sich dafür ein, daß sich die Persönlichkeit und Einzigartigkeit des Menschen auch in seinem Sterben entfalten kann.

OMEGA wurde im Oktober 1985 von der Allgemeinärztin Dr. med. Petra Muschaweck-Kürten gegründet. Der Name und das Zeichen unserer Organisation sind der letzte Buchstabe des griechischen Alphabetes. Ausgeschrieben stellt er einen Torbogen dar; das Tor steht für das Sterben, für die letzte Lebensphase, durch die der Mensch unweigerlich gehen muß.

Bundesweit gehören der Organisation Mitglieder der verschiedensten Berufe und sozialer Schichten an. Sie sind, unabhängig von ihrer jeweiligen Weltanschauung, Partei- und Konfessionszugehörigkeit, ehrenamtlich für die Ziele von OMEGA tätig. Der Verein ist als gemeinnützig anerkannt und finanziert sich aus Mitgliedsbeiträgen und Spenden.

Ein wissenschaftlicher Beirat hilft ihnen bei der ehrenamtlichen Auseinandersetzung mit einzelnen Aspekten des Sterbebeistandes und fördert die inhaltliche Arbeit.

OMEGA will nicht nur in einzelnen Menschen Lernprozesse bei der Wahrnehmung und Äußerung ihrer Gefühle und Einstellung zum Sterben bewirken. Auch die mit dem Sterben befaßten Institutionen sollen ihre räumlichen und personellen Bedingungen überdenken und notwendige Veränderungen vornehmen.

Sterbenden zu helfen ist eine Aufgabe menschlicher Solidarität. Sie geht uns alle an!

Dr. med. Petra Muschaweck-Kürten Antje Drescher

"Ich wage es zu behaupten, auch die Erklärung, jemand sei zum Pflegefall geworden, trägt schon die Keime des Euthanansiegedankens."
Altenheimleiterin in Westfalen

"Wem gar nichts einfällt, der fordert eine strengere Kontrolle."
Werner Vogt, Arzt in Österreich

"Wer nicht reflektiert, hat keine Geschichte."
Pflegedienstleiter, Schweiz

Klaus Dörner

Wie kann ich heute und morgen "Helfer" sein? Prüf-Fragen zu Krankentötungen — Mögliche Gründe und Maßnahmen

A. Methodische Vorbemerkungen

Zunächst eine Warnung an den Leser: Meine Gedanken müssen besonders kritisch gelesen werden, da sie mehr als sonst verzerrt, einseitig, falsch sein können. Denn es gehört zu unseren wichtigsten und erschreckendsten Befunden, daß Krankentötungen offensichtlich in der Regel in einem schwer zu beschreibenden Kontext von Mitwisserschaft, Komplizenschaft, zumindest Befangenheit, Leugnung und anderen Abwehrstrategien erfolgen, mitgetragen werden, mitermöglicht werden — und dies in nach außen offenen beliebig vielen konzentrischen Kreisen: Station, Abteilung, Krankenhaus, Betriebsleitung, Träger, Kultur, Gesellschaft. Ich habe meine Gedanken daher auch im Sinne solcher konzentrischer Kreise geordnet, wobei es durchaus sein kann, daß dies den Erklärungswert beeinträchtigt; möglicherweise würde die umgekehrte Reihenfolge dem Verständnis dienlicher sein.

Die Quellen für meinen Text sind fast ausschließlich Gedanken, die innerhalb des vergangenen knappen Jahres Mitarbeiter der WK Gütersloh bei den unendlich vielen Gesprächen zu den Krankentötungen auf allen Ebenen der Klinik geäußert haben. Ich habe sie einmal in einem persönlichen Tagebuch fortlaufend gesammelt. Zum anderen sind sie in konzentrierter Form enthalten in den Protokollen der Sitzungen der beruflich gemischten Vorbereitungsgruppe zur Güterloher Fortbildungswoche 1991. Die meisten dieser Gedanken sind freilich inzwischen getestet im Rahmen von Vorträgen, die ich und etliche andere Mitarbeiter der WK Gütersloh im Laufe des letzten Jahres gehalten und diskutiert haben — vor allem vor Angehörigen pflegerischer Berufe, die in Krankenhäusern oder Heimen arbeiten. Nur in geringem Umfang sind auch Gedanken aus einschlägigen Veröffentlichungen der letzten Zeit berücksichtigt.

Um es noch einmal zu unterstreichen: Ich bin mit diesem Text nur sehr eingeschränkt der neutrale Beobachter, der einen Prozeß beschreibt. Vielmehr bin ich mit meinen Überlegungen noch weitaus stärker selbst ein Teil des Prozesses, bin Material für einen solchen neutralen Beobachter, falls es ihn denn idealerweise geben sollte. Einziger Trost: Vielleicht hat gerade das Subjektive an meinen Überlegungen den größten Erkenntniswert.

B. Mögliche Gründe

1. Zu den Tätern

Natürlich waren wir immer wieder verführt, über die Motive des Täters zu rätseln. Und ebenso natürlich haben wir uns dies immer wieder verboten, einmal weil wir es wirklich nicht wissen können, zum anderen weil dies die Angelegenheit der Kriminalpolizei und der Staatsanwaltschaft ist, von deren Aufgabenbereich wir uns immer wieder bewußt abgegrenzt haben. Das ist nicht leicht und mußte uns immer wieder mißlingen; denn weil wir als Gesamtklinik nach wie vor Tatort sind, wie spätestens bei den Gründen der Absage der Fortbildungswoche noch einmal unabweisbar klar wurde, muß sich jeder von uns, ob er will oder nicht, immer wieder die Frage nach seiner Verwandtschaft mit dem Krankenpfleger, Mitarbeiter und Kollegen Wolfgang Lange stellen, sich nach eigenen indirekten oder direkten Tötungsimpulsen und den Gründen dagegen fragen. Aus diesem Gefühlsgemisch ist einem Mitarbeiter die GAU-Frage eingefallen: "Stellen Sie sich vor, daß jemand Ihnen sagt, daß in einem Jahr auf Ihrer Station, in Ihrer Abteilung, in Ihrem Krankenhaus, in Ihrem Heim ein Mitarbeiter Patienten töten wird, wenn alles so bleibt, wie es jetzt ist; was würden Sie tun?" GAU-Frage haben wir sie deshalb genannt: So wie wir gelernt haben, im Umgang mit Atomenergie und Umweltschutz vom GAU (vom größten anzunehmenden Unfall) auszugehen, so sind für uns fehleranfällige Menschen heute auch Krankenhäuser und Heime so unüberschaubar, komplex und überfordernd, daß wir auch für sie nach ihrem GAU in einer vielleicht fernen Zukunft fragen müssen, um herauszufinden, was wir hier und heute zu tun haben, um den GAU möglichst unwahrscheinlich werden zu lassen. Und für Krankenhäuser, Heime und andere Institutionen, die für Menschen da sind und Menschen zu "verarbeiten" haben, dürften Tötungen der GAU sein. Diese Frage war und ist uns bis heute hilfreich, gerade in die gern verdrängten Aspekte des Arbeitens in Krankenhäusern und Heimen hineinzublicken, hat uns bei der Suche nach Gründen und Maßnahmen am meisten geholfen und ist auch jedem Leser für ihn persönlich zu empfehlen.

Die Frage nach dem Täter und seinen Motiven wirft jeden von uns auch deshalb auf sich selbst zurück, weil das wenige, was wir vergleichend auch von anderen bisher bekannt gewordenen Tätern wissen, dafür spricht, daß sie nach Persönlichkeit und Temperament sehr unterschiedlich sind, mit einem mittleren Lebensalter nicht zu alt und nicht zu jung sind, eher zu den erfahrenen und guten Pflegekräften zählen, keine besonders auffälligen Merkmale haben und mal unter schlechten, mal unter durchschnittlichen und mal unter eher besonders guten personellen Bedingungen auf internistischen Stationen, Intensivstationen oder in Altenheimen arbeiten. Das scheinen innere und äußere Voraussetzungen zu sein, die auch für jeden von uns jeden Tag zutreffen können. Jedenfalls müssen wir uns wohl den von uns allen gewünschten Ausweg, daß die Pathologie der Täterpersönlichkeit entscheidend sei, bis auf weiteres versperren. Deshalb kam uns wiederholt folgende Vermutung: "Wenn die verschiedenen Täter einmal nicht in der Situation wären, wo sie sich verteidigen, rechtfertigen und erklären müßten, dann würden sie wahrscheinlich sagen, daß Überforderung, Mitleid und ähnliches nicht die richtige Erklärung seien, ja, daß sie möglicherweise sagen würden, daß sie vermutlich bis ans Ende ihrer Tage selbst nicht genau wissen, wie sie dazu eigentlich gekommen sind." Das wäre alles andere als entlastend für uns, verweist vielmehr auf folgende Erklärungsmöglichkeit: Die Taten, die Krankentötungen, sind die Endstrecke vieler unterschiedlicher rationaler Trends, die wir in der Gesellschaft vorfinden, sind eine technische Endlösung für Unerträglichkeiten in einer strukturlosen Situation, wo die Existenz des einzelnen Menschen nicht mehr empfunden werden kann, geben dem einsamen Leiden daran scheinbar eine Struktur. Die Tötungen entlasten wenigstens kurzfristig, drängen aber gerade deshalb zur Wiederholung, was auch dadurch gefördert wird, daß der Täter es durchaus empfindet, daß seine Taten halb bewußt und komplizenhaft teilweise mitgetragen, daher vielleicht sogar

gewünscht werden — und dies auf allen Ebenen von der eigenen Station bis hin zur gesamtgesellschaftlichen Erwartungshaltung. Bei der verzweifelten Sinnsuche für die Stationsarbeit wird der vermutete Auftrag der Gesellschaft, der vermutete Sinn der gesellschaftlichen Mehrheitsmeinung exekutiert und vollstreckt. Dabei kann der einsame Täter es sogar darauf anlegen, endlich aufzufliegen, um mit seinem Handeln aufhören zu können. Diese Überlegung hat der österreichische Arzt Werner Vogt [23] bewußt überspitzt ausgedrückt: Täter, die Patienten töten, sind wie Spitzensportler gegenüber dem Breitensport, sie erbringen lediglich die extreme Spitzenleistung eines gesamtgesellschaftlichen Systems, zu dem wir alle gehören, das das als überflüssig angesehene Leben von unheilbar Kranken und pflegebedürftigen Alten aus Gründen der Nützlichkeit, der Kosten und/oder des Mitleids/Selbstmitleids möglichst abzukürzen wünscht. Da unsere Krankenhäuser selbstverständlich nicht kälter oder asozialer seien als unsere Gesellschaft insgesamt, seien Täter wie Michaela Röder gesellschaftliche Vorbilder. Dazu scheint zu passen, daß nach einer Tat der Täter, aber auch die Station, die Abteilung, das Krankenhaus für die jeweils allgemeineren Ebenen als aussätzig, als unberührbar gelten — und das mit einer Energie, in der sich auch eigene verdrängte Wünsche äußern könnten.
Aber: Natürlich können solche Überlegungen auch genausogut falsch oder zumindest sehr einseitig sein.

2. Die Situation der Pflegeberufe

In allen bekanntgewordenen Gerichtsprozessen über Patiententötungen in Krankenhäusern und Heimen waren Pflegekräfte die Täter. Warum das ein einseitiger und damit falscher Befund ist, hat Wolfensberger [26] in seinem Buch "Der neue Genozid" aufgezeigt: Die meisten Schädigungen und Tötungen von "Benachteiligten, Alten und Behinderten" geschehen nicht direkt und unmittelbar, sondern indirekt, arbeitsteilig, durch das Zusammenwirken vieler Beteiligter, von denen jeder einzelne für seinen Handlungsanteil ein gutes Gewissen hat, während Pflegekräfte unter den unterschiedlichen medizinischen und sozialen Berufsgruppen diejenigen seien, die nun mal weniger fürs verbale, administrative und entscheidungsfindende Handeln, sondern vielmehr für das unmittelbare praktische Handeln mit den Händen zuständig seien. Gerade deshalb benötigen sie eigentlich von allen Berufsgruppen am meisten und häufigsten Pausen, in denen sie über ihr Handeln nachdenken, reflektieren können. In Wirklichkeit ist es gerade umgekehrt: Schwestern und Pfleger lernen in der Ausbildung das Reflektieren am wenigsten, und in ihren Tätigkeitsmerkmalen und Dienstplänen kommen Pausen zum Nachdenken gar nicht vor, was damit begründet wird, daß Pflegekräfte ohnehin nur zu den Heilhilfsberufen zählen, die nur auf Anordnung des Arztes handeln, der gewissermaßen für sie mitdenkt. Daß der pflegende Beruf ein eigenes Handlungsfeld und eine eigene Wissenschaft darstellt, die nicht unter, sondern neben dem medizinischen Beruf bestehen, davon kommt in der Alltagswirklichkeit noch so gut wie gar nichts vor und wo es vorkommt, ist es ungeübt und störanfällig, hat noch nicht zu neuen Verhaltenssicherheiten, zu einer neuen beruflichen Identität geführt. Nicht selten kann man sagen, daß die Pflegekräfte die Macht und die Verantwortung, die sie einfach haben, die ihnen auch zugesprochen wird [7], mangels Übung und professionellem Selbstbewußtsein nicht in Anspruch nehmen, wodurch ein Macht- und Verantwortungsvakuum entsteht, das — wie allgemein bekannt — den gefährlichsten und destruktivsten Handlungen Raum gibt.

Überlegungen dieser Art haben uns schnell davon abgebracht, im Pflegenotstand, wie er heute in der Öffentlichkeit diskutiert wird, eine Erklärung für Patiententötungen zu finden. So berechtigt die Forderungen der Pflegenotstandsdiskussion auch sind, sind sie für die Patiententötungen zu vordergründig. Auch spricht die Unterschiedlichkeit der personellen Ausstattung der Tatort-Stationen dagegen. Vielmehr kamen wir zu der Feststellung, daß die Pflegekräfte sich zur Zeit in einer "Jammerkultur" gefallen; zudem fallen sie auch noch auf die Medien herein, die diese Jammerkultur geradezu züchten, da sich in ihr das schlechte Gewissen der Gesellschaft gegenüber der Pflegesituation kostenlos ausdrückt. Eine Krankenschwester, die die Freude an ihrem Beruf darstellen möchte, bekäme im Fernsehen keine Minute Sendezeit. Auch das hat aber gefährliche Folgen: Die Pflegekräfte haben es bisher noch wenig gelernt, den Kampf für ihre nur allzu berechtigten Forderungen von der schwierigen Organisation ihrer Alltagsarbeit zu trennen. Vielmehr neigen sie nicht selten dazu, ihre objektive Überforderung durch ihr subjektives Überforderungsgefühl noch schlimmer, unerträglicher und auswegloser zu machen, als sie ohnehin ist. Auch dies kann Verzweiflungsschritte im Sinne von Übersprungshandlungen in Richtung auf Flucht oder Angriff zum Zwecke der Entlastung begünstigen. Dies ist um so gefährlicher, als Entlastung vielleicht die angesehenste und belohnteste Norm ist, die industrielle und noch mehr postmoderne Gesellschaften kennen —

etwa im Sinne der Entlastung von körperlicher Tätigkeit, von Streß, von Leiden, von Abhängigkeit, Unfreiheit, Ohnmacht, Zugehörigkeit und vom Dienen; daß jemand anderen Menschen persönlich und hautnah dient, gilt gerade unter dem demokratischen Ideal der Gleichheit aller als verachtenswürdig. Sich gegenüber einem anderen zu erniedrigen, eine Last tragen wollen, die Tragfähigkeit eines Vorgesetzten zu strapazieren, eine haltende Struktur anstreben wird daher statt als Entlastung leicht als Überforderung erlebt.

Es kommt hinzu, daß helfendes Handeln offenbar immer schon als eine so riskante Tätigkeit empfunden wurde, daß es ursprünglich nur im Rahmen von Ordensgemeinschaften möglich war. Diese haben sich inzwischen durch Säkularisierung wegrationalisiert. Vorübergehend gab es ersatzweise haltende Strukturen in Form von verehrten Vorbildern pflegerischer oder ärztlicher Herkunft (Florence Nightingale oder Geheimrat Sauerbruch). Inzwischen hat selbst das Rote Kreuz als Symbol für Zugehörigkeit, ethische Orientierung und Gemeinschaftsaufgabe abgewirtschaftet. Heute gibt es nur noch bürokratisierte und im wörtlichen Sinn bedeutungslose Berufsverbände, die vielleicht den Berufsinteressen dienen, jedoch keinen Halt mehr geben. Für psychiatrische Pflegekräfte mag heute vielleicht gerade noch die "Deutsche Gesellschaft für Soziale Psychiatrie" haltgebend sein, da sie immerhin die Idee der Gleichberechtigung psychisch Kranker und der gemeindepsychiatrischen Pflichtversorgung verkörpert; und einer Idee kann man heute noch wenigstens etwas leichter dienen als Menschen. Während Ärzte immerhin noch Ärztekammern haben, die unabhängig von aller Kritik an ihnen haltgebend wirken, können Pflegekräfte sich heute an gar nichts mehr festhalten. Sie müssen sich ihre Orientierung, ihre ethische Entscheidung in kritischen Situationen jeden Morgen neu aus der jeweiligen Situation, also aus dem hohlen Bauch herausholen. Dies ist in der Tat eine unerträgliche Überforderung.

Ohne haltende Strukturen kommen jetzt aber die ohnehin immer schon vorhandenen, nun aber technisch verschärften Risiken pflegerischen Handelns voll zum Zuge, ohne von einer noch so kritisierten Autorität mittels allgemeingültiger Vorgaben kanalisiert zu werden. Gehörte vor Jahrhunderten das Krankenhaus umfassend in Ordensgemeinschaften "den Schwestern und Pflegern" [7], während Ärzte bestenfalls ambulant zu Besuch (Visite) kamen, so obliegt auch heute noch faktisch der Umgang mit den Patienten den Schwestern und

Pflegern, eine Verantwortung und Macht, die aber weithin nicht wahrgenommen wird, weil sie gegenüber der konkurrierenden Herrschaft der Ärzte und der Technik nicht mehr hinreichend erkannt und durchgesetzt wird. Faktische Macht, die nicht wahrgenommen wird, ist in hohem Maße gefährlich für die Betroffenen, die Patienten, und ist zugleich in hohem Maße entwürdigend für die eigentlichen Machthaber, die Pflegekräfte. Diese Würdelosigkeit wird als Ohnmacht erlebt und — ausgelebt. Nackt und ungeschützt tritt nämlich jetzt der riskante Charakter des Helfens zutage, der untrennbar ist von kontrollieren wollen und herrschen wollen. Macht aus der Position der Ohnmacht ist destruktiv. Wenn schon jeder Mensch psychisch, sozial und ökonomisch gern jemanden unter sich haben will, schlägt nun um so mehr zu Buche, daß junge Menschen nicht selten gerade dann einen sozialen Beruf wählen, wenn sie in ihrer Jugend unter Minderwertigkeitsgefühlen leiden, sich daher nicht trauen, in einem anderen Beruf sich mit Menschen auf der gleichen Ebene auseinandersetzen zu müssen, sondern von einem sozialen Beruf erwarten, daß sie in diesem mit Menschen zu tun haben, die in irgendeiner Weise unter ihnen stehen und die sie beherrschen oder zu sich heraufziehen wollen, was in Institutionen leichter gelingt als im ambulanten Raum. In jedem Fall eine riskante Konstellation. Je mehr beim Helfen das Dienen in Verruf gerät, desto mehr kommt das Herrschenwollen zum Tragen, ohne daß ein Betroffener dies bewußt registriert.

Damit aber nicht genug. In den letzten 10 Jahren wurde die zunehmende medizinische Technisierung der Pflegeberufe als Fortschritt gefeiert. Der auf dieser Schiene erstrebte Gewinn kann aber bestenfalls dazu führen, daß Pflegekräfte sich als Hilfsärzte empfinden, landet also wieder in einer Sackgasse und im vermehrten Ohnmachtserleben. Die Anwendung technischer Fertigkeiten auf Menschen vergrößert aber die Gefährlichkeit des pflegerischen Handelns für Menschen, ohne daß diese Gefährlichkeit in gleichem Maße bewußt wird, aber in der Macht-aus-Ohnmacht-Spirale ausgelebt werden kann.

In dem Maße, wie die Verantwortlichen für die pflegerische Ausbildung dies erkannt haben, haben sie sich bemüht, die Pflegeschüler nicht nur in ihren technischen, sondern auch in ihren menschlichen Fähigkeiten zu entwickeln und besser zu machen. Hier heißt die Zauberformel "ganzheitliche Pflege". Dadurch wird die Problematik aber noch einmal verschärft. Die Ganzheitlichkeit, die nicht zufällig vor allem während des Dritten Reiches propagiert wurde, ist ein so irrsinnig hoher Anspruch, daß jeder, der darauf hereinfällt und in der Praxis alle seine Patienten ganzheitlich pflegen will, auf der Stelle scheitert und entweder nach kurzer Zeit schreiend davonläuft und einen anderen Beruf wählt oder den Anspruch aufgibt, zynisch wird und Menschen wie Sachen behandelt oder am uneinlösbaren Totalanspruch festhält, daher mit einem ständig schlechten Gewissen arbeitet und sich dafür irgendwann und irgendwie an den schwächeren, den Patienten, rächen muß. Technisierung mit und ohne Ganzheitlichkeit kann also den Zerfall der haltenden Strukturen fürs Alltagshandeln nicht kompensieren. Jede Schwester und jeder Pfleger muß an dem Spagat zwischen technischer und menschlicher Perfektionierung innerlich zerreißen und scheitern. Ganz abgesehen davon, daß die zunehmend geforderte technische Spezialisierung den Sinn fürs Allgemeine und daher die Befähigung zum Umgang mit unterschiedlichen Menschen aus sich heraus beeinträchtigt oder verhindert.

Wer entwürdigt wird, wird gefährdet oder für sich und andere gefährlich. In diesem Sinne wirkt es sich auch aus, wenn ich als Pflegekraft erlebe, daß immer wieder interessante Anteile meines Berufshandelns an neue spezialisierte Berufsgruppen vergeben werden, so daß mir immer mehr die "Drecksarbeit" bleibt; wenn immer wieder gerade meine Berufsgruppe für fortbildungsbedürftig gehalten wird, ohne daß an den Grundgegebenheiten meines Berufs etwas geändert wird; wenn mir das neue Zaubermittel Supervision verordnet wird, ohne daß man die Gefahr merkt, daß ich dadurch bestenfalls psychisch entlastet werde, das eigentlich Entwürdigende, Ohnmächtige und mich Wütendmachende dadurch um so gefährlicher weiter schwelt und sich irgendwann bahnbricht; und wenn als Erfolg gefeiert wird, daß immer größere und interessantere Anteile des medizinischen Tuns aus dem stationären in den ambulanten Sektor verlagert wird, meine Berufschancen aber nicht mitwachsen, weil meine Ausbildung dem nicht hinreichend Rechnung trägt und weil ambulante Träger (Gesundheitsamt, Psychiatrischer Dienst, Wohlfahrtsverbände) mich und meine Berufsgruppe nach wie vor ablehnen. Mir bleibt der Arsch der Welt.

3. Die Station

Als Mitarbeiter eines Betriebes, als Mitglied eines internistischen oder psychiatrischen Stationsteams oder eines Heims bringe ich meine berufliche Kompetenz sowie ein bestimmtes Quantum Engagement mit.

Ob mein Engagement ab- oder zunimmt, ob ich morgens gern oder ungern aufstehe, um zum Dienst zu gehen, hängt von den Arbeitsbedingungen ab, vor allem aber von der Perspektive meiner Station. Mit der Perspektive sieht es systematisch schlecht aus, sie kann auch nur noch schlechter werden. Ich registriere: Die Patienten kommen zu einem immer späteren Zeitpunkt, also in einem kränkeren Zustand zur Aufnahme, werden zu einem immer früheren Zeitpunkt entlassen, so daß man den Lohn seiner Arbeit nicht mehr sieht, werden also mit einer immer kürzeren Verweildauer durchgeschleust, man hat immer weniger Zeit, sie als Menschen kennenzulernen, die Reparatur wird immer fließbandartiger. Das Alter der Patienten wird immer höher, die Krankheitszustände werden immer chronischer, Freude über eine Heilung immer seltener. Auf der psychiatrischen Station wird die Konzentration akut-erregter Krankheitszustände und damit der Gewalt- und Unruhepegel immer größer. Auf der internistischen Station und im Altenheim wird die Konzentration der unheilbaren und aussichtslosen Fälle, bei denen man nicht mehr viel ausrichten kann, immer größer. Die Sterberate wird immer höher. Im Jahre 1910 starben nur 5 % der Menschen in Krankenhäusern oder Heimen, heute sind es über 80 %. Dabei ist zumindest die internistische Krankenhausstation vom Anspruch her immer noch aufs Heilen eingestellt, nicht aufs Sterben, das eher eine unerwünschte und lästige Komplikation ist. Die Diskrepanz zwischen Anspruch und Wirklichkeit wird innerlich immer zerreißender und unerträglicher. Wir werden von der Krankenhausleitung, vom Träger, von den Krankenkassen und anderen Kostenträgern und damit von der Gesellschaft, aber auch von unserem beruflichen Selbstbild her angetrieben, dazu beizutragen, daß all dies sich noch steigert und damit immer schlimmer wird. Für die Perspektive und damit für das Engagement ist der Horizont schwarz. Mehr Fixierungen, mehr Psychopharmaka, , mehr palliatives Lindern, mehr Ohnmacht gegenüber den Krankheitsverläufen, mehr Aussichtslosigkeit, mehr Unerträglichkeit, mehr Verzweiflung, mehr Angst, mehr Ohnmacht, die ich nicht trennen kann von Wut, Ärger und der Frage, wo ich überhaupt noch Macht habe.

Da ich aber nicht jeden Tag über demographische Entwicklungen, gesellschaftliche Erwartungen, die Verschiebung zwischen den ambulanten und stationären Anteilen des Gesundheitssystems und über meinen Ort in demselben nachdenke, ohnehin keine Zeit zum Nachdenken habe, mich nur noch an der Fließbandarbeit festhalte und auch keine systematischen Informationen erhalte, wird im Laufe der

Zeit nicht nur das Bild der Stationsperspektive, sondern auch das Bild von mir selbst, mein Selbstbild, negativ. Obwohl ich eigentlich doch einmal wußte, daß ich etwas kann, werden die Erfolge immer geringer, so daß ich zunehmend in Gefahr bin, diese Tatsache dem Verlust meiner beruflichen Kompetenz, meinem Versagen zuzuschreiben. Weil diese Entwicklung so allmählich und schleichend erfolgt, bekomme ich nicht einmal mehr bewußt mit, daß wenn die Bedingungen für die Würde des Menschen verschwinden, auch die Würde des Menschen verschwindet, die Menschen zunehmend als Sachen wahrgenommen und auch so behandelt werden. Das wird noch dadurch begünstigt, daß die Verweildauer im pflegerischen Beruf immer kürzer wird, so daß die pflegerischen Kollegen im Team immer schneller wechseln, wir uns als Menschen, die das Team eigentlich ausmachen sollen, immer weniger gut kennenlernen können.

So haben wir kaum noch die Übersicht, um auf dem Wege einer Pflegeanamnese für die Station unterscheiden zu können, daß der akut kranke Patient vor allem unsere technische Kompetenz erfordert, der sterbende Patient unsere menschliche Kompetenz und der chronisch kranke Patient am ehesten wenigstens annähernd die ganzheitliche Wahrnehmung. Ganz schlimm wird es, wenn wir es nicht mehr hinkriegen, daß wir für unterschiedliche Patienten ein unterschiedliches Zeitbewußtsein benötigen. Das Fließband-Tempo wird pauschal gefahren. Wenn jetzt aber ein Patient in den Zustand kommt, daß therapeutische Maßnahmen nicht mehr greifen und er vielleicht ans Sterben kommt, können wir nicht mehr umschalten. Eigentlich müßte jetzt dieser Patient unser Zeitgeber sein, wir hätten seinen Sterbeweg zu begleiten, wobei er das Tempo angibt. Das aber fällt aus unserem "normalen" Tempo völlig heraus, sprengt die Betriebsabläufe, macht ihn zum Sand im Getriebe, weil nach den Gesetzen unseres Stationsbetriebes er eigentlich genau so schnell zu sterben wie vorher zu leben hätte. Dies ist um so gefährlicher, als wir nur die Stationszeitregeln kennen, nicht auch mal sinnlich erfahren können, wie die zeitlichen Abläufe außerhalb der Station, nämlich im ambulanten Bereich sind, wobei uns immer noch eingeredet wird, daß ambulante Arbeit gut, stationäre Arbeit schlecht sei. Da wir aber alle gleichzeitig auch normale Mitglieder der normalen Gesellschaft sind, haben wir zudem auch etwas von der Mentalität in uns, daß sinnloses Leiden kostenträchtig ist, uns auch selbst leiden läßt und daher nicht übermäßig ausgedehnt werden sollte.

Sollte nun auf einer solchen Station unter diesen Umständen einer von uns dazu übergegangen sein, hier nachzuhelfen und das sinnlose und den Stationsbetrieb störende Leiden abzukürzen, wären wir in doppelter Weise daran gehindert, dies wahrzunehmen. Einmal würde uns schon die Möglichkeit eines so entsetzlichen Verbrechens so lähmen, daß wir es nicht für möglich halten könnten, zumal schon das Zulassen dieser Möglichkeit mich dazu zwingen würde, das Basisvertrauen im Team, von dem wir alle abhängig sind, in Frage zu stellen und aufzukündigen. Auf der anderen Seite wäre ich in der Gefahr, über Andeutungen im Sinne des Schädigens oder Tötens von Patienten deshalb hinwegzusehen, weil ein solches Handeln eher im Interesse des Aufrechterhaltens der Betriebsabläufe liegen würde.

Um soviel Mut aufzubringen, in einer solchen Situation mich nicht nur in Andeutungen oder in makabre Scherze zu retten, sondern einsam und allein das Basisvertrauen zu durchschneiden, die Vermutung auszusprechen, die Vorgesetzten zu informieren, mich angreifbar, vielleicht sogar strafbar zu machen, da ich es so genau ja auch nicht wissen kann, dazu müßten zumindest mein Engagement und damit die Perspektive der Station noch stimmen. Ich werde ziemlich lange brauchen, um einen solchen Schritt gehen zu können.

Schließlich kann dabei auch der Team-Aspekt eine fatale Rolle spielen. Bei dem erwähnten historisch gewachsenen Notstand des Mangels an Orientierung und haltenden Strukturen ist der Begriff "unser Team" fast das einzige, woran man sich las Pflegekraft festhalten kann. Diese Bindung kann — als überdeterminierte Ersatzbindung — so stark, so zwanghaft starr sein, daß nicht selten ein Angebot abgelehnt wird, teilzeitlich nicht im Stationsteam, sondern z.B. in der Ambulanz oder in der Ergotherapie zu arbeiten, aus Angst, man gehöre dann nicht mehr eindeutig zum Stationsteam und werde als Verräter empfunden. Trotz ihrer Absurdität sind solche Prozesse Alltag, werden als solche aber meist gar nicht wahrgenommen. Das wiederum hängt damit zusammen, daß das Wort "Team" in der Regel als Begriff für einen Idealzustand benutzt wird: man ist nie ein Team, versucht es jedoch ständig zu werden. Die Energie dieser Idealisierung wird aber oft für die Lösung gegenwärtiger Alltagsprobleme mißbraucht. So wird etwa eine schwierige, zwiespältige Entscheidung (Entlassung, Beurlaubung) durch "Teambeschluß" geregelt. Der Gefahr der Ideoligisierung des Teambegriffs unterliegt man dann, wenn der Teambeschluß für den einzelnen so entlastend wirkt, ihn von seiner persönlichen Verantwortlichkeit befreit, daß er seine abweichende Meinung oder Wahrnehmung gar nicht mehr äußern zu müssen oder auch nur zu dürfen glaubt. In dienstlichen Beurteilungen oder Zeugnissen finden wir regelhaft die Kooperationsfähigkeit eines Mitarbeiters in leuchtenden Farben beschrieben, aber nur selten seine Fähigkeit, von der Kooperation auch mal eigenverantwortlich abzuweichen. Wie selten ist es, daß ein Stationsteam nicht die Gemeinsamkeiten seiner Mitglieder, sondern die Unterschiede herauszustellen wagt, obwohl diese es sind, die die größere Wirksamkeit eines Teams ausmachen. Wegen all dieser Gefahren haben wir überlegt, ob man nicht auf den Gebrauch des Teambegriffs verzichten sollte.

4. Das Krankenhaus

In der Vorbereitungsgruppe zur Fortbildungswoche über die Krankentötungen erinnert sich ein Sozialarbeiter: Als er 1980/81 nach seiner Ausbildung in der WK Gütersloh seine erste Stelle fand, lief damals das Bettensaalabbau-Programm. Da dies nur über den Abbau von Betten umzusetzen war, erhielt er die Aufgabe, insbesondere alte und pflegebedürftige Langzeitpatienten, u.a. von einer Siechenstation, zu verlegen und für sie Plätze in Pflegeheimen zu finden. Naturgemäß wollte er erfolgreich sein und war es auch. Nicht nur er wurde dafür gelobt, sondern auch das ganze Krankenhaus und seine Betriebsleitung vom Träger, der froh darüber war, daß das Programm zügig durchgezogen werden konnte. Die Oberschwester dieser Siechenstation sammelte in den nächsten Wochen und Monaten die Zeitungen der Umgebung, bat nach einiger Zeit die Betriebsleitung auf ihre Station und präsentierte ihr die Rechnung: ein erschreckend großer Teil der auf diese Weise auf die Schnelle verlegten Patienten war in den Heimen nach kurzer Zeit tot, wie den gesammelten Todesanzeigen zu entnehmen war. Viele Menschen hatten arbeitsteilig, jeder an seinem Platz mit gutem Gewissen, gute Arbeit verrichtet, und am Ende waren viele Menschen tot. Wir haben das Geschehen damals breit in der Klinik diskutiert, wobei andere Sozialarbeiter berichteten, mit welchen Geschenken und sonstigen Aufmerksamkeiten in den 70er Jahren Heimleitungen das Patienten-Verlegungsgeschäft geschmiert hatten. Unter dem Schock der dramatischen Ergebnisse unserer "erfolgreichen" Arbeit legten wir uns damals ein Heimverlegungsverbot auf, von wenigen, im Einzelfall gut begründeten Ausnahmen abgesehen. Dieser Beschluß war die Basis dafür, daß wir in den folgenden Jahren Hunderte von Langzeitpatienten in eigene

Wohnungen entlassen haben. Für mich beschämend: ich hatte die Toten der Siechenstation, obwohl sie Anlaß für eine Korrektur und für eine gute Klinikpolitik der folgenden 10 Jahre waren, vergessen gehabt, weil offenkundig die Erinnerung daran für mich zu unangenehm war. Dies ist nur ein Beispiel dafür, wie die GAU-Frage Verdrängungen auflösen kann und wie Klinik und Träger gemeinsam etwas Gutes wollen, dabei aber den Aspekt der strukturellen Gewalt vergessen, durch die Menschen zu Schaden kommen, obwohl alle Mitarbeiter hinsichtlich ihres Arbeitsanteils ein gutes Gewissen haben.

Strukturelle Gewalt läßt die Betriebsleitung einer Klinik aber möglicherweise auch schon dann zu, wenn sie fördert, daß z.B. besonders pflegebedürftige oder besonders alte oder besonders unheilbare oder besonders akut-aggressive Patienten an einem Ort, auf einer Station konzentriert werden. Hierzu fiel uns eine andere Geschichte ein: Vor ein paar Jahren hat eine Schülergruppe im Rahmen des Wettbewerbs des Bundespräsidenten den Umgang mit psychisch Kranken im Dritten Reich am Beispiel der WK Gütersloh untersucht. Sie kam zu folgender Rechnung: Wenn, wie damals geschehen ist, in eine Station für 30 Patienten 60 Patienten hineingepfercht werden, dann hat man allein schon durch die Herstellung solcher entwürdigenden Bedingungen die Würde dieser Menschen halbiert, damit auch ihre Wertschätzung für andere, womit man zugleich die Bereitschaft der Mitarbeiter, diese Patienten nicht zu schützen, sondern zu schädigen, verdoppelt, weil sie als weniger wertvoll erlebt werden. Für mich und viele von uns ist es besonders deprimierend, daß wir in Gütersloh wie vielleicht sonst nur in wenigen Krankenhäusern über die Gefahren der strukturellen Gewalt in der Vergangenheit und Gegenwart bewußtseinsmäßig unermüdlich aufgeklärt haben, dabei aber offenbar zu sehr an den Effekt der Aufklärung geglaubt haben und nicht hinreichend wach für die realen Bedingungen der strukturellen Gewalt gewesen sind. Wir, als Betriebsleitung, saßen und sitzen in der Klemme, daß man sein eigenes Krankenhaus für ein gutes Krankenhaus halten muß, wenn man die Wahrscheinlichkeit guter Arbeit vergrößern will, daß wir uns aber auf demselben Wege blind machen für die Gefahren der strukturellen Gewalt oder für die unbeabsichtigten Nebenwirkungen der guten und segensreichen Entwicklungsprozesse. Beides getrennt von einander zu berücksichtigen, ist unendlich schwer.

Hilfreich war für uns in diesem Zusammenhang der Artikel von Georg Seeßlen "Tod in weiß": "Das Krankenhaus ist eine soziale Maschine, die wie die meisten sozialen Maschinen unserer Zeit, immer mehr Maschine und immer weniger "sozial" wird. Ihr Rohstoff sind kranke Menschen; daraus macht die soziale Maschine einerseits gesunde Menschen ... und Tote. Sand im Getriebe der Maschine sind Menschen, die weder gesund werden können noch sterben." [21] Viel zu sehr sind das Krankenhaus, aber auch die Aus- und Fortbildung von Ärzten wie Pflegekräften von dem Bild geprägt, das Krankenhaus sei zum Heilen von akuten Krankheitszuständen da; schlimmstenfalls sterben dabei einige dieser Patienten. Viel zu wenig nehmen wir wahr, daß der Regelfall — und dies zunehmend — somatisch und psychisch die chronisch Kranken, die Unheilbaren und diejenigen sind, bei denen es kaum noch lohnt. Dies "nur noch wenig", dies "kaum noch" hat bei uns allen fälschlicherweise eine geringe Wertschätzung, müßte aber die höchste Wertschätzung haben. Die falsche Definition des Krankenhausauftrags sieht die Unheilbaren einfach nicht vor, so daß es vielfältige halbbewußte Handlungsweisen geben wird, die Unheilbaren, den Sand im Getriebe zumindest zu ignorieren und damit die soziale Maschine Krankenhaus am Laufen zu halten. Der Krankenhausauftrag bedarf einer neuen Definition, die beim "Lindern" nicht aufhört, sondern anfängt. Die beschriebenen Gefahren werden dadurch verstärkt, daß die Krankenhausstruktur vertikal und horizontal — auch gemessen an jedem modernen Industriebetrieb — vorsintflutlich ist, dem Krankenhausauftrag nicht gerecht werden kann. Der Betriebsleitung mit wenn auch eingeschränkter Entscheidungskompetenz steht eine Masse von Mitarbeitern gegenüber, die ein noch geringeres Entscheidungsbewußtsein haben, als ihre geringen Entscheidungsbefugnisse reichen. Entsprechend muß die Betriebsleitung mehr entscheiden, als sie eigentlich übersehen und verantworten kann. Insbesondere fehlt ein Mittelbau in der pflegerischen wie in der ärztlichen Hierarchie, der eine klare Aufgabendefinition hat, im Rahmen der Erfüllung dieser Aufgaben dafür aber autonom entscheidungsbefugt ist. Dies gilt für die Schicht der pflegerischen Stations- und Abteilungsleitungen sowie der Oberärzte und ärztlichen Abteilungsleiter. Dies wäre allein schon für die Betriebssicherheit erforderlich. Noch mehr wäre dies erforderlich dafür, daß Vorgesetzte überhaupt als Vorgesetzte wahr- und ernstgenommen werden können, was zur Zeit kaum der Fall ist. Bei klaren Zuständigkeiten könnte sich erst bei den jeweiligen Vorgesetzten aus der Sicht der Untergebenen die erforderliche tragende Mischung aus Vertrauen und Kontrolle herstellen. Während heute nicht zuletzt als Ersatz für diesen Mangel ständig nach Supervision gerufen wird, wäre die Reformierung des Vorgesetztenwesens die Voraussetzung dafür, daß Supervision danach für die Themen eingesetzt werden kann, für die sie sinnvoll ist. Daß nach Bekanntwerden der Krankentötungen die Betriebsleitung beschlossen hat, ein Mitglied der Pflegedienstleitung auch räumlich in der klinischen Zentrale zu verorten, um überhaupt die erforderliche Begegnungsnähe herzustellen, ist ein erster, sehr bescheidener Schritt in diese Richtung. Daß unter diesen Aspekten auch die Beziehung zwischen Krankenhausleitung und Träger noch einmal zu überprüfen ist, versteht sich.

Horizontal ist die Strukturierung des Krankenhauses seit fast 20 Jahren durch zunehmende Spezialisierung geprägt. Dies war für lange Zeit auch eine richtige Entwicklung. Inzwischen kommen die Schattenseiten dieses Prozesses zum Tragen. Die Konzentration von Patienten mit gleichen Problemen oder Diagnosen hat Vorteile der zweckrationalen Effektivität, da die Gleichartigkeit der Patientengruppe gleichartige Strategien nahelegt. Um so schwerer ist aber die Unterschiedlichkeit zwischen den einzelnen Patienten wahrzunehmen und zu berücksichtigen. Da aber seit längerer Zeit die Entwicklung der Medizin im allgemeinen und der Psychiatrie im besonderen dahin geht, jeden Patienten aus einer einmaligen und einzigartigen Bedürfnis- und Problemkonstellation heraus wahrzunehmen und das therapeutische und das rehabilitative Handeln danach auszurichten, mehren sich die Stimmen, die die Spezialisierung in Frage stellen und andere strukturierende Kriterien etwa die Weiterführung der Sektorisierung vorschlagen, zumal auch die weitergehende Verflechtung stationärer und ambulanter Handlungsanteile immer vordringlicher wird. Auf solchen Wegen wäre vermutlich auch die Bildung von Stationsteams nicht mehr so ideologieanfällig. Spezialisierung heißt aber auch, daß man eine spezialisierte Wahrnehmung, Handlungsstrategie und Sprache entwickelt. Das hat zur Folge, daß benachbarte Stationen und Abteilungen sich immer fremder werden, immer weniger kooperieren oder auch nur kommunizieren können. Während dieser Prozeß bei den ärztlichen Mitarbeitern schon lange wirksam ist, finden sich inzwischen dieselben Spezialisierungstrends und -zwänge auch bei den pflegerischen Mitarbeitern, nicht zuletzt durch massive Fortbildungsangebote im Rahmen des Landschaftsverbandes gefördert. Da aber — nach einer vermutlich richtigen Formulierung — die Pflegekräfte die Spezialisten fürs Allgemeine sind, kann die gegenseitige kulturelle

Entfremdung zwischen Stationen und Abteilungen jetzt bedrohliche Züge annehmen, da niemand mehr fürs Allgemeine zuständig ist und damit auch nicht mehr für das Besondere und Einmalige des einzelnen Patienten als Menschen.

In diesem Zusammenhang noch ein letzter fragwürdiger Aspekt: Alte ärztliche und pflegerische Mitarbeiter aus den 50er bis Anfang der 70er Jahre pflegen nostalgisch davon zu schwärmen, daß alle unter den damaligen, materiell und personell wesentlich schlechteren Bedingungen eine große Gemeinschaft gewesen seien, die wußten, wofür sie arbeiten, die sich blind verstanden und auch eine wirksame Geselligkeitskultur hatten. Heute kommen sie sich individuell verloren vor, atomisiert im Rahmen eines unüberschaubar und komplex gewordenen Zweckbetriebes. Mit anderen Worten: die alte Anstalt hatte ihre eigene tragende Kultur; wie aber sieht die Kultur einer modernen, stromlinienförmigen Klinik aus, wie vermittelt sie das Gefühl der Zugehörigkeit, der gemeinsamen Aufgabe, an der jeder auf seinem Platz mitwirkt, sich auch schon mal krummlegt dafür, Nachteile in Kauf nimmt um der größeren Vorteile willen? In der alten Anstalt kamen sowohl Patienten als auch Mitarbeiter auch als Menschen vor, so versachlicht die Bezüge im übrigen auch waren. Wie kommen sowohl Patienten als auch Mitarbeiter in der heutigen Klinik als Menschen vor? Müssen wir Zonen des Menschseins schaffen? Nachdem das alte System und damit auch die alte Kultur unwiederbringlich verschwunden sind, stellt sich unabweislich die Frage nach der kulturellen Identität der heutigen Klinik.

All diese Aspekte können geeignet sein, das realitätsgerechte Stellen und Beantworten der GAU-Frage für Krankenhausmitarbeiter im allgemeinen sowie für Betriebsleitung und Träger im besonderen zu erschweren.

5. Institution und De-Institutionalisierung

Menschheitsgeschichtlich sind die sich industriell-marktwirtschaftlich organisierenden Gesellschaften seit etwa 200 Jahren dazu übergegangen, erstmals systematisch die ca. 10 % der Bevölkerung, die besonders pflege- und behandlungsbedürftig, leistungsschwach, verletzbar, störend oder gefährlich sind, in flächendeckende Netze von spezialisierten sozialen Institutionen zu konzentrieren. Produktives und soziales Handeln, bis dahin anthropologisch eine Einheit, wurden auf diese Weise systematisch voneinander getrennt und professionalisiert. Die Insassen dieser Institutionen wurden aus ihren zwischenmenschlichen Bezügen ausgegrenzt und dadurch in der gesellschaftlichen Wertschätzung versachlicht, zu Sachen gemacht, zu Gegenständen der Betreuung, Erziehung, Behandlung, öffentlichen Finanzierung und Verwaltung [6]. Ihrer eigenen Geschichte verlustig, keine historischen Subjekte mehr, wurden sie auch aus der Geschichtsschreibung ausgegrenzt. Nach 1945, also nach Ende des Nationalsozialismus, ging dieser Ausgrenzungstrend weiter; daneben trat aber erstmals systematisch und weltweit ein gegenläufiger Trend in Richtung auf mehr Integration und De-Institutionalisierung, am meisten bis heute fortgeschritten für Gruppen wie die Körperbehinderten. So entstand in den zurückliegenden Jahrzehnten, für uns heute selbstverständlich, der Slogan "ambulant gut, stationär schlecht". Da jeder Mensch seine ihm eigene Würde unter ambulanten Bedingungen mit größerer Wahrscheinlichkeit vollständig ausleben kann, während er unter stationär-institutionellen Bedingungen stets mehr in Gefahr ist, für sich und andere nur ein Wert zu sein, der mal positiv, mal negativ sein kann, ist dieser integrative Gegentrend sicher zu begrüßen. Gerade das Fortschreiten der De-Institutionalisierung hat diesen Trend aber nun mehr in eine Krise gebracht. Es liegt auf der Hand, daß von dem bisher institutionalisierten Bevölkerungsanteil eher die leichter behinderten Menschen, die einen geringeren personellen und materiellen Betreuungsaufwand auslösen, in ambulante Lebensbedingungen überführt werden konnten. Die unbeabsichtigte Nebenwirkung dieses "Fortschritts": Die jetzt noch stationär lebenden Personengruppen stellen im Vergleich zu früher eine Konzentration schwerer behinderter, betreuungsbedürftiger, kontrollbedürftiger, älterer, aussichtsloserer, hoffnungsloserer, schwerer erträglicher oder untragbarer Menschen dar. Jeder Leiter eines Altenheims sagt: "Vor 20 Jahren hatten wir noch die gesunde Mischung aus fitteren und weniger fitten alten Leuten, das hat sich gut gegenseitig ausgeglichen, heute haben wir fast nur noch Leute, die aufs Sterben warten, was dazu führt, daß meine Mitarbeiter weglaufen". Eine ähnliche Krise finden wir in allen vergleichbaren Institutionen: z.B. in den Einrichtungen für geistig Behinderte eine Konzentration Schwerstbehinderter, auf normalen internistischen Stationen eine Selektion Schwerstkranker und Schwerstpflegebedürftiger, in akut-psychiatrischen Stationen eine Konzentration von akuter Gewalttätigkeit; ähnliches finden wir auch in Gefängnissen, in der Kinder- und Jugendpsychiatrie oder in der forensischen Psychiatrie. Leiter von Einrichtungen für geistig Behinderte fordern daher etwa eine politische Entscheidung darüber, daß entweder auch für die Schwerstbehinderten eine Lebensnische in ihrer Gemeinde geschaffen wird oder die Rückkehr zur "gesunden Mischung" der Anstalts-Idylle.

Diese Krise bringt uns alle, die wir für soziale Institutionen zuständig sind, in eine kaum lösbare Klemme. Gerade weil wir mit Recht sagen müssen "ambulant gut, stationär schlecht", also an der möglichst weitgehenden Überflüssigkeit der Institution arbeiten und dafür auch gelobt werden, werten wir einerseits den noch stationären Teil unserer Patienten zusätzlich ab, werten zugleich auch uns selbst ab, soweit wir im stationären Bereich selbst tätig sind. Objektive und subjektive Faktoren kommen also zusammen und bewirken gemeinsam die Gefahr, daß wir unseren noch stationären Patienten oder Bewohnern mit weniger Wertschätzung begegnen, ihre Würde weniger gut wahrnehmen können oder zu Handlungsweisen der strukturellen, indirekten Gewalt neigen, was den Nährboden dafür bereitet, daß einige wenige zu direkteren Formen der Gewalt übergehen, wie vielleicht am besten bei den Patiententötungen in Lainz/Wien erkennbar, ohne daß die Einzeltäter auf der "technischen Endstrecke" überhaupt nur die Chance haben wahrzunehmen, welcher komplizierte, gesellschaftsumfassende Nährboden die Motivation für ihr Tun zustande gebracht hat.

Es ist also lebensnotwendig, daß die beschriebene Krise der De-Institutionalisierung öffentlich breit diskutiert wird, um eine politische Willensbildung und Entscheidung zu ermöglichen. Jeder von uns, der sich um diese extrem unangenehme Diskussion drückt, macht sich mitschuldig.

6. Handlungsleitende Normen

Vieles spricht dafür, daß nicht nur christliche Normen, sondern inzwischen auch die weltlichen universalistischen und allgemein gültigen Normen, wie etwa die Menschenrechte, die noch unser Grundgesetz inspiriert haben, an Wirksamkeit fürs Alltagshandeln verlieren. So orientiere ich mich für meine Entscheidungen an den Bedingungen der je konkreten Situation, was in Ermangelung eines besseren die Gefahr mit sich bringt, daß meine Entscheidung zunehmend zum Vollzug der allgemeinen, mehrheitlichen Meinung wird. In unserer postmodernen Kultur wächst das Mißtrauen gegen jede allgemein-verbindliche Kultur, gegen allgemein-verbindliches, universelles Denken, das als metaphysisch belächelt wird. Der gesellschaftliche Pluralismus versteht, fördert und schützt vielmehr die Unabhängigkeit und Autonomie jeder besonderen Gruppenkultur mit ihren besonderen Wünschen und Bedürfnissen, denen gegenüber Toleranz gefordert wird. Schließlich ist alles möglich und kann man alles verstehen in unserer Fernbedienungsgesellschaft, in der König Kunde herrscht, wie Finkielkraut [9] sagt und die psychosozialen Wissenschaften täglich neu beweisen. Niemand ist fürs Allgemeine zuständig: es gilt den meisten heute als zu unverbindlich, obwohl man gerade aus ihm früher die Verbindlichkeiten abzuleiten versuchte. Man bezieht seine postmoderne Unabhängigkeit gerade aus der Freiheit von höheren, transzendenten oder gar absoluten Normen. Dem scheint zu widersprechen, daß in den letzten 10 Jahren Ethik-Diskussionen zunehmend Mode geworden sind. Bei genauerem Hinsehen spricht aber vieles dafür, daß heute von Ethik hauptsächlich der spricht, der nicht mehr weiß, was sich gehört, der es z.B: nicht mehr einfach so hinnimmt, daß das Lebensrecht für alle eine abgemachte Sache ist, sondern hierfür erst einmal rationale Gründe verlangt. Deshalb haben wohl auch diejenigen Konjunktur, die Rationalität mit Zweckrationalität gleichsetzen und die die Rationalisierung unserer Welt vollenden wollen. Bei diesem Streben haben sie nämlich herausgefunden, daß die bisherige Ethik noch zu sehr auf irrationaler Intuition oder auf allgemeinen, unbewiesenen Normen beruhe. Daher wollen sie nun auch die Ethik endlich auf eine rationale Basis stellen. Und wenn man diese für das Lebensrecht aller Menschen nicht finden kann, dann kann es eben nur noch unter ganz bestimmten Voraussetzungen und bei Erfüllung bestimmter Kriterien gelten. Das ist der bewußt provozierende Sinn der Frage "Warum sollte Wolfgang Lange nicht töten?". Es ist nicht leicht, sich bei gebotener weltanschaulicher Neutralität trotz noch vorhandener strafrechtlicher Barrieren sich dieser Logik zu entziehen, zumal heute schon die Bevölkerungsmehrheit sich für die aktive Euthanasie zweckrational und selbstmitleidig ausspricht.

Es kommt noch hinzu, daß es natürlich gleichwohl Normen gibt, die sich zumindest in der Bevölkerung einer hohen Akzeptanz erfreuen. Eine der angesehensten Normen dieser Art ist der von uns allen weithin reklamierte Anspruch auf Entlastung, demgegenüber eine Pflicht zur Belastung nur ein trauriges und belächeltes Schattendasein führt. Das eingeforderte Recht auf Entlastung und ein von daher verstandener Freiheitsbegriff betrifft im Zuge der Technisierung der Gesellschaft nicht nur den gesamten Bereich eigener körperlicher Tätigkeit, was ohnehin dem Pflegeberuf kaum noch eine Chance einräumt. Unser gesamtes Wirtschafts- und Sozialsystem ist schließlich darauf angelegt, uns von Lasten zu befreien, vielleicht auch freizukaufen, womit nicht zuletzt lastende und lästige Menschen gemeint sind. Somit ist die Chance groß, daß Menschen, die subjektiv als unerträglich erlebt werden, dann auch leicht das objektive Kriterium der Untragbarkeit erhalten können. Wenn dann in der Aus- oder Fortbildung noch jemand kommt und vom Dienen spricht, dann kann man wohl noch darüber reden, der Technik zu dienen, vielleicht auch noch Ideen zu dienen, falls diese begründbar sind, jedoch Menschen zu dienen, und auch noch den aussichtslosesten Menschen zu dienen — das kann dann leicht schon an der schlichten Frage "warum" scheitern. Dies um so mehr, wenn die Entlastungsnorm Gesundheit zum höchsten gesellschaftlichen Wert erklärt und daher Leidensvermeidung in jeder Form zu einem gesellschaftlichen Gebot macht.

7. Gesellschaftlicher Entwicklungszustand

Wie kann ein Mensch, der in einem Krankenhaus oder Heim arbeitet, so umfassend gebildet sein, daß er über alle gefährlichen Tendenzen der gesellschaftlichen Entwicklung Bescheid weiß und dadurch vielleicht die Chance hat, nicht selbst zum Werkzeug dieser Tendenzen zu werden, ohne zu wissen, was ihn eigentlich treibt? Vor allem dann, wenn er in einem pflegerischen Beruf tätig ist, also unmittelbares handwerkliches Handeln als berufliche Ausdrucksmöglichkeit hat, während ihm wesentlich weniger Zeit zum Nachdenken gegeben ist als denjenigen Berufsgruppen, die mehr mit Worten handeln?

Hierfür zwei Beispiele: Demographisch informierte Menschen wissen, daß im Jahre 1900 nur 5 % der Menschen über 65 Jahre alt waren, daß es heute an die 20 % sind und daß es im Jahre 2030 33 % sein werden. Sie können dann darüber nachdenken, daß es für unsere Vorfahren aus dem Jahre 1900 relativ leicht war, das Alter zu verehren, da das Alter Seltenheitswert hatte. Nun ist es inflationiert, damit auch entwertet, was bedeutet, daß wir es heute wesentlich schwerer haben, das Alter zu verehren, ohne daß wir ethisch schlechtere Menschen sein müssen [4]. Wenn sie soweit sind, können sie vielleicht auch überlegen, daß diese Entwicklung menschheitsgeschichtlich eine derart atemberaubend rasante Veränderung in kurzer Zeit darstellt, daß wir sehr lange Zeit benötigen und benötigen werden, um zu dieser Veränderung auf der Tatsachenebene bewußtseinsmäßig eine neue und veränderte Einstellung, eine neue ethische Haltung herzustellen. Dies um so mehr, wenn der betreffende Mensch auf seiner Station oder seinem Heim eine Konzentration alter, pflegebedürftiger und sterbender Menschen vorfindet. Was braucht er, um lernen zu können, diese Situation und diese Konzentration hier und heute wollen zu können? Denn nur wenn er es wollen kann, kann er einen angemessenen Umgangsstil finden, auch wenn er weiß, daß es nicht der Wunsch der Gesellschaft ist, daß Unheilbare in Krankenhausbetten liegen.

Wer zum anderen gut darüber informiert ist, wie unsere entwickelten Gesellschaften sich industriell und technisch verändern, kann registrieren, daß dabei offensichtlich bestimmte Schadens- und Todesraten gesellschaftlich vorgesehen, akzeptiert und erlaubt sind. So kalkuliert die industrielle Entwicklung ein bestimmtes Maß an Umweltzerstörung und eine bestimmte Rate z.B. an Krebstoten. Die Entwicklung des Verkehrs nimmt die Verkehrstotenrate in Kauf. Und die Subvention unserer Landwirtschaft bewirkt, daß die Entwicklungsländer auf ihren Produkten sitzen bleiben und verursacht damit unmittelbar Millionen Hungertote. In all diesen Fällen besteht das herrschende Prinzip darin, fast um jeden Preis um der höheren Effektivität willen Sand aus dem Getriebe wegzuschaufeln. Wenn er nun als Pflegekraft auf einer Krankenhausstation arbeitet und deren ständig wachsende Technisierung über Ausbildung und über den Arbeitsalltag registriert, wie soll er sich klar machen oder wer macht ihm klar, daß trotz allen mit Händen zu greifenden Anscheins hier eine andere Logik und eine andere Ethik herrschen soll, nicht die allgemein gültige Verwertungslogik, sondern eine Logik der Einmaligkeit der Würde jedes Menschen? Wie begreift er und wie kann er sein Handeln von innen heraus so steuern, daß Heilbare und Unheilbare dieselbe Würde haben, daß ausnahmsweise hier ein Ort ist, an dem der Sand und das Getriebe die gleiche Wertschätzung erfahren, dieselbe Würde haben? Wie soll er verinnerlichen, daß ausgerechnet hier keine "technische Endstrecke" zu bewältigen ist?

C. Mögliche Maßnahmen oder: Was tun?

Die folgenden 22 Vorschläge — um es noch einmal zu wiederholen — stammen aus den unendlich vielen Diskussionen in der WK Gütersloh nach Bekanntwerden der Patiententötungen. Sie sind zum Teil getestet und erprobt im Rahmen von Vorträgen und Diskussionen außerhalb unserer Klinik. Sie können richtig oder falsch sein, sollen zur Diskussion anregen, wobei wir uns bei dieser Darstellung überwiegend auf solche Aspekte konzentriert haben, die in sonstigen Diskussionen eher zu kurz kommen.

Ich versuche, einige Gemeinsamkeiten für diese Überlegungen und Vorschläge zu finden: Sie sollen alle Einrichtungen betreffen, in denen "mit Menschen statt mit Sachen gearbeitet wird", vor allem stationäre Einrichtungen, letztlich aber auch ambulante Einrichtungen, zumal auch hier in den letzten Monaten Tötungen bekannt geworden sind. Sie betreffen zum zweiten alle Mitarbeiter von Einrichtungen, in denen mit Menschen gearbeitet wird. Sie sind aber überwiegend so formuliert, daß sie insbesondere und vor allem für Mitarbeiter in pflegerischen Berufen zutreffen, weil wir von diesen Berufen ausgehen müssen, wenn wir die Realität von Einrichtungen, die mit Menschen arbeiten, erfassen und weiterentwickeln wollen. Sie sind aber auch zugleich so formuliert, daß sie auch für Angehörige aller anderen Berufsgruppen zutreffen. Insofern betreffen drittens alle Überlegungen auch Aspekte, die unter dem Begriff "Pflegenotstand" diskutiert werden. Da alle Einrichtungen, die mit Menschen arbeiten, zum Teil zu Recht, zum Teil zu Unrecht, Menschen als Sachen behandeln und damit der ökonomischen Sachlogik folgen, wonach jemand von A nach Z verändert wird, bemühen sich viertens alle vorgestellten Überlegungen, Beiträge zu einer gegenläufigen ökologischen Menschenlogik zu liefern, wonach ein Mensch oder Menschen überhaupt von ihrem Entwurf, von Z aus aufgefaßt werden, damit sie dieses Z reflexiv oder zirculinear aus ihrem A hervorbringen können. Einfacherer fünftens ausge-drückt: Alle Überlegungen dienen der Verwirklichung des Unwahr-scheinlichsten, nämlich der Gleichbehandlung aller Menschen.

1. Zeitliche Selbstbestimmung

Es ist allgemein bekannt, daß alle Arbeitnehmer ihr Selbstwertgefühl, ihr Engagement, ihre Arbeitsfreude und ihre Verantwortlichkeit am meisten vom Grad ihrer Selbstbestimmung über die Arbeitszeit ableiten. Arbeitsfreude ist aber zur Zeit im Gesundheitswesen und insbesondere bei den Pflegenden ein Fremdwort, das nicht einmal dann in den Mund genommen werden darf, wenn es gerade einmal zutrifft. Wir sprachen von der "Jammerkultur", die durchaus auch als sich selbst erfüllende Prophezeiung wirkt. Es wird ein nach oben offener, ständig zunehmender und grundsätzlich nicht zu befriedigender Erfolgsdruck empfunden, der jede positive Perspektivbildung verhindert, ohne die sinnvolles Arbeiten auf die Dauer unmöglich ist. Pflege von anderen und Selbstpflege stehen nicht im Gleichgewicht. Zahlreiche Beispiele sowohl aus der freien Wirtschaft als auch von gewerkschaftlicher Seite, z.B. A. Gorz [11], zeigen Wege, auf denen man dies Problem lösen kann. Das Gemeinsame all dieser Beispiele liegt in folgendem Doppel-Vorschlag: Jede Arbeitseinheit (Station, Heim usw.) erhält einen möglichst präzisen und kontrollierten Arbeitsauftrag, dafür aber völlige Freiheit hinsichtlich der Wege, über die sie den Auftrag erfüllen will. Diese Freiheit betrifft vor allem auch die Arbeits- oder Dienstzeiten. Es gibt keine fremdbestimmten Dienstpläne mehr. Die Mitglieder der Einheit können selbst herausfinden, wann und wo sie wen wie lange arbeiten lassen. Da hierbei der Arbeitsauftrag für ein Jahr vorgegeben und mit Hilfe von Instrumenten der Qualitätskontrolle überprüft wird, ist auch für die Arbeitszeit jedes Mitgliedes lediglich die Jahres-Arbeitszeit zugrunde gelegt. Diese zeitliche Selbstbestimmung erlaubt in einem bisher unbekannten Ausmaß ein Gleichgewicht zwischen Auftragserfüllung und Nutzung der nichtlohnabhängigen Lebenszeit, ein Gleichgewicht zwischen Fremdarbeit und Eigenarbeit, zwischen Pflege von anderen und Selbstpflege.

2. Vierteljahresgespräche über die GAU-Frage

Da wir alle in Krankenhäusern, Heimen und ähnlichen Einrichtungen völlig überfordert sind oder zumindest erwartet wird, daß wir dies so sehen, halten wir uns Tag und Nacht an der Menge der von uns verlangten Arbeit fest, verhindern wir — aus Not — jede Zeit, über die Qualität unseres Tuns nachzudenken. Dabei ist es besonders fatal, daß dies für Pflegende noch weit mehr gilt als für Angehörige anderer Berufe, obwohl das Arbeiten für Pflegende noch am meisten fremdbestimmt ist und obwohl die Arbeitsinhalte für Pflegende ohnehin am meisten über handwerkliches Aktivsein und am wenigsten über verbales und reflektierendes Tun läuft. Pflegende haben am wenigsten Gelegenheit gehabt, reflektieren zu lernen, und erhalten zur Strafe auch am wenigsten Arbeitszeit dafür. Pflegende drücken eigene Schwierigkeiten am ehesten durch das aus, was sie gelernt haben, nämlich durch Handeln, und nicht etwa dadurch, daß sie Bücher schreiben. Daher können Pflegende die ihnen eigene Rolle, Spezialisten fürs Allgemeine zu sein, auch am schlechtesten wahrnehmen.

Daher erhält das Team jeder Einheit etwa jedes Vierteljahr eine halbtägige Klausur, in der es ausschließlich darüber nachdenken kann, wie weit das, was wir tun, noch mit dem im Einklang steht, was wir uns vorgenommen haben, ob alle Mitglieder damit noch in Beziehung stehen oder etwa in die innere Emigration gegangen sind. Wir stellen künstlich den Abstand zu unserem Tun her, der die Voraussetzung für die Reflexion unseres Tuns schafft.

Hierzu eignet sich die GAU-Frage besonders gut. Gerade besonders katastrophale Fehlentwicklungsmöglichkeiten jedes einzelnen Menschen und auch eines Teams lassen sich nämlich nur dann verhindern, wenn sie hinreichend früh zur Sprache gekommen sind, wenn nicht alles schon zu spät ist, wie etwa auch der Fernethik von Hans Jonas [13] zu entnehmen ist. Man kann bei der Gelegenheit erkennen, ob man im Hinblick auf eine schlimme Entwicklung sich daran gewöhnt, davor flüchten will oder wacher und aufmerksamer dafür werden will. Wenn aber die Schlimmste aller Fragen regelmäßig gestellt wird, dann ist die Wahrscheinlichkeit zumindest gering, daß jemand sich etwa mit der Möglichkeit von Krankentötungen isoliert und daß diese Möglichkeit Macht über ihn gewinnt. Diese Vierteljahresgespräche sind als Forum dafür gedacht, daß jeder Gelegenheit findet, sich selbst zu begründen.

Es ist aber so gut wie sicher, daß alle heutigen Leiter von Arbeitseinheiten auf allen Ebenen selbst erst lernen müssen, so schwere Fragen, wie die GAU-Frage, zu stellen. Ist dies aber einmal gelernt und geübt, wird es von allen als hilfreich und entlastend empfunden.

Um dieses Lernen zu erleichtern, gebe ich hier wieder, welche Antworten leitende Pflegekräfte bei einer Veranstaltung in der Kaderschule des Schweizerischen Roten Kreuzes auf die GAU-Frage am 24.4.91 spontan gefunden haben:

> Den schmalen Weg zwischen Vertrauen und Hellhörigkeit finden und gehen
> Den Zusammenhang von Macht und Ohnmacht immer wieder thematisieren, z.B. daß die mangelnde Anerkennung der Pflege als Ohnmacht erlebt wird und in übertriebenem Machtbedürfnis ausagiert wird.
> Darüber berichten, wo ich selbst schon mal Tötungsimpulse hatte (z.B. übertherapierte Patienten in aussichtsloser Lage), um mich so selbst zum Modell zu machen.
> Ohnmachtssignale meiner Mitarbeiter hören, verbalisieren, um ihnen so Entlastungsmöglichkeiten zu geben.
> Eine Stationskultur schaffen, wo z.B. bei jedem Sterbefall alles gesagt werden darf (auch z.B. daß dies gut so sei) und Alarm schlagen, wenn zu diesem Thema nicht viel oder nicht auch unterschiedliches zu sagen gewagt wird.
> Immer wieder offen aussprechen, daß jeder von uns auch Tötungsimpulse kennt, auch zum Bösen fähig ist, auch den "Schatten" lebt, damit die professionelle Ideologie, daß Pflegepersonen gut zu sein haben, nicht dazu zwingt, daß wir die bösen Anteile so sehr in uns verdrängen, daß sie sich irgendwann total entladen müssen.
> Meine Mitarbeiter stets in irgendeiner Weise in Atem halten, also sie zu animieren, daß sie sich ständig in irgendeiner Veränderung befinden, zu irgendwelchen neuen Ufern unterwegs sind, so daß sie sich ständig in irgendeiner perspektivischen Verbesserungsrichtung befinden und engagieren.
> Verhindern, daß die Möglichkeiten des Negativen in uns immer weggedacht werden.
> Dafür sorgen, daß alle Mitarbeiter die Zugehörigkeit zu einer Bewegung oder zu einem professionellen Verband (z.B. Rotes Kreuz) oder zu einem Berufsstand oder zum jeweiligen Betrieb oder zur Bewältigung einer bestimmten Aufgabe empfinden und erleben, was u.a. den Vorteil habe, daß tiefsinniges Nachdenken über Ethik überflüssig wird, weil wir haltende Strukturen haben und weil wir wissen, wohin wir wollen, was zu tun ist, was sich gehört.

3. Nachbarschaftshilfe als horizontaler Schutz

Jedes Jahr einmal laden wir unsere Nachbarn, etwa die benachbarte Station ein mit der Bitte, die Kollegen möchten ihr Bild von uns neben unser Selbstbild stellen, damit wir Selbst- und Fremdbild vergleichen können. Die nötige Ehrlichkeit wird dadurch erleichtert, daß wir uns umgekehrt ebenfalls einmal pro Jahr von unseren Nachbarn mit derselben Bitte einladen lassen. Es ist nämlich das Wesen der Nachbarschaft, daß sie über das ideale Gleichgewicht von Nähe zu uns und Abstand von uns verfügt. Besonders wenn es uns schlecht geht, ohne daß wir selbst schon so recht den Grund wissen, können wir ziemlich sicher sein, daß unsere Nachbarn uns besser kennen als wir uns selbst. Gerade die Krankentötungen in Gütersloh haben hinreichende Beweise für die Wahrheit dieser Behauptung erbracht.

Wir haben lange und oft darüber diskutiert, ob die Kultivierung von Vertrauen, Offenheit und Kritikbereitschaft innerhalb des Teams einer Einheit die Garantie dafür ist, daß auch die übrigen Beziehungen innerhalb der Gesamteinrichtung stimmen. Gegenargument: Man kann sich auch in einem Team so wunderbar verstehen, daß man die umgebende Wirklichkeit gar nicht mehr wahrnimmt; man versteht sich dann sozusagen auf Kosten anderer oder folgt dem Motto "viel Feind', viel Ehr'". Wir haben aber eine Bedingung herausgefunden, unter der die erstere Behauptung dennoch stimmt: Wenn nämlich die intrastationäre Kritisierbarkeit durch die Nachbarn stimmt, dann ist das ein guter Beweis dafür, daß auch die interstationäre Kritisierbarkeit und Offenheit tragfähig ist. Wir haben dies auch gegenseitige, kollegiale Supervision genannt. Wir brauchen lebensnotwendig ein Klima, eine Kultur, uns gegenseitig auch schmerzhaft auf die Füße treten zu können. Nur wenn wir das können, können wir behaupten, daß wir auf eigenen Füßen stehen.

4. Die Team-Geborgenheit und die Einsamkeit der persönlichen Verantwortung

Unser beliebtes Reden vom "Team" ist einerseits wichtig, weil ich das Gefühl der vertrauensvollen Zugehörigkeit brauche, kann andererseits aber auch leicht zur verdeckenden Ideologie werden, wenn ich damit meine individuelle und einsame Verantwortung etwa hinter "Teambeschlüssen" verstecke, meine persönliche und durch nichts zu ersetzende Verantwortung an der Team-Garderobe abgebe. Jeder einzelne hat jederzeit zu überprüfen, ob sein Gleichgewicht zwischen Teamzugehörigkeit und eigener Verantwortung, zwischen Vertrauen und Wachsamkeit, Zweifel und Mißtrauen noch stimmt. Es gibt zwar jede Menge Fortbildungsangebote über Teamarbeit, nicht jedoch zu der Frage, wie ich meine persönliche Verantwortung wahrnehme, obwohl letzteres offensichtlich viel schwieriger ist.

Dieses Gleichgewicht stimmt nämlich nur dann, wenn ich und jedes andere Team-Mitglied grundsätzlich jederzeit alles für möglich halten, jeder auch das Gegenteil von dem, was gerade im Team besprochen wird, für möglich hält, überprüft und äußert. Wachsamkeit, Mißtrauen und Zweifel gegen andere sind mir aber nur unter der Voraussetzung möglich, daß mir dies auch gegen mich selbst möglich ist (vgl. Punkt 21).

Das Team einer Einheit kann seine Funktion nur wahrnehmen, wenn es mehr auf die Unterschiede zwischen den Eigenschaften und den Äußerungen aller Team-Mitglieder achtet als auf die Gemeinsamkeiten und wenn es auf diese Weise ständig besorgt ist, daß es ein Kooperationsbündnis von lauter einzigartigen und unabhängig handelnden Individuen darstellt (vgl. das Team-Kapitel aus "Irren ist menschlich" [1]).

5. Vorgesetztenhilfe als vertikaler Schutz

Es ist schon lange eine falsch verstandene antiautoritäre Mode, Vorgesetzte grundsätzlich für verantwortungslose Schwachköpfe zu halten, unabhängig davon, ob sie es im Einzelfall auch sind. Das Vorgesetztenwesen ist zu überprüfen: Ein Teil von Vorgesetzten-Funktionen ist überflüssig und zu streichen (vgl. z.B. Punkt 1), ein anderer Teil ist jedoch notwendig. Denn jeder von uns, wo er auch arbeitet, hat einen Anspruch auf Schutz, in dem er sich mit seinen Problemen, seinen Wahrnehmungen, Ansichten und Vorschlägen auf einer höheren, allgemeineren Ebene aufgehoben und getragen fühlt, wobei diese höhere Ebene ihre Schutzfunktion nur wahrnehmen kann, indem sie das Mittel der Kontrolle einsetzen kann. Auch hier müssen wieder vertrauensvolle Tragfähigkeit und Kontrolle im Gleichgewicht sein. Ein Funktionsverlust des Vorgesetztenwesens kann niemals durch Supervision ausgeglichen werden, so sehr z.Zt. auch die Hoffnungen sich darauf richten. Dies ist ein gefährliches Wunschdenken, gefährlich u.a. deshalb, weil wichtige kritische Äußerungen von Mitarbeitern in der Supervision psychisch tragfähig gemacht und damit zum folgenlosen Verschwinden gebracht werden können, eine Decke, unter der die realen Probleme umso besser vor sich hin schwelen können.

Vorgesetzte sind daher eine lebensnotwendige Möglichkeit der Distanzierung und der Entlastung für die Mitarbeiter. Der Funktionsverlust des Vorgesetztenwesens ist nicht zuletzt dadurch bedingt, daß Vorgesetzte heute dazu neigen, ihre eigene Autorität wegkritisieren zu lassen und damit leugnen oder das Ideal der demokratischen Gleichberechtigung an der falschen Stelle mißbrauchen, um das, wofür sie besser bezahlt werden, nicht in unbequemem Handeln verwirklichen zu müssen. Sie versagen dann bei ihrer Aufgabe, Schutz, Sicherheit und haltende Strukturen zu schaffen, indem sie den schwierigen Spagat zwischen Vertrauen und Kontrolle, Weichheit und Härte, Wärme und Kälte vermeiden. Heraus kommt eine funktionslose und gefährliche Lauwärme.

Da zuzugeben ist, daß heute das Durchhalten dieses Spagats unwahrscheinlicher ist als noch vor einigen Jahrzehnten, sind auch die Untergebenen mitverantwortlich dafür: Sie haben ihre Vorgesetzten in ihre Verantwortung notfalls hineinzuboxen. Da alle Beziehungen zwischen Menschen wechselseitig sind, gibt es auch eine Fürsorgepflicht für die Vorgesetzten. Dies ist heute nicht mehr selbstverständlich, sondern muß jeder Zeit neu eingeübt werden.

6. Was ist heute Helfen und Dienen?

Das Reden von den "helfenden Berufen" ist ein folgenschwerer Irrtum. Bezahlt werde ich nämlich nicht fürs Helfen oder Dienen, sondern für meine jeweilige fachlich-berufliche Kompetenz. Ich habe zwar dafür zu kämpfen, daß ich dafür besser bezahlt werde. Ich habe aber das Helfen davon zu trennen. Denn Helfen ist eine allgemein-menschliche Tätigkeit, zu der alle Menschen aufgerufen sind und bleiben, um Nachteile für den schwächeren Teil der Bevölkerung auszugleichen und auf diese Weise Gleichheit der Menschen inhaltlich und materiell herzustellen. Daher ist es gewissermaßen zufällig, daß in unseren sozialen Berufen helfende oder dienende Tätigkeiten in konzentrierterer Form im Vergleich zu anderen Berufen hinzukommen. Menschheitsgeschichtlich gibt es Berufe, bei denen das Helfen sich konzentriert, erst seit 200 Jahren und vielleicht nicht mehr lange (vgl. "Tödliches

Mitleid"). In demokratischen Gesellschaften mit der formalen Gleichheit aller Menschen ist das den-Schwächeren-Dienen fremdartig. Wird in Diensten noch gedient? Es ist heute leichter, der Technik als den Menschen zu dienen. Am ehesten können wir heute noch Ideen dienen, etwa der Durchsetzung der universellen Menschenrechte. Dieses Dienen kann nach wie vor Motor der sozialen oder gesundheitlichen Arbeit sein.

Aus diesen Gründen kann "Dienen" nicht durch "Verdienen" ersetzt werden; beides verläuft getrennt voneinander. Was das Helfen angeht, so stimmt der zunächst absurd scheinende Satz, mit der ich auch mein professionelles Selbstwertgefühl zum Ausdruck bringen kann: "Ich arbeite nicht für Geld" vgl. A. Gorz [11].

7. Unsere Ethik: bei den unerträglichsten Menschen anfangen

Von Ethik kann man immer viel reden, obwohl es Leute gibt, die behaupten, daß Leute nur so lange von Ethik reden, wie sie nicht mehr wissen, was sich gehört. Dann wäre es nur in der Unsicherheit von Übergangszeiten nötig, von Ethik zu reden. Außerdem ist eine Ethik-Diskussion heute überaus gefährlich. Das liegt daran, daß allen allgemeingültigen, absolut gesetzten ethischen Normen mit dem größten Mißtrauen begegnet wird; man glaubt nicht mehr an sie, weil sie nicht begründbar seien. Deshalb führen heute vor allem solche Leute das Wort "Ethik" im Munde, die das Geschäft der Rationalisierung unserer Gesellschaft und unserer Welt abschließend vollenden wollen. Sie diagnostizieren die herkömmlichen ethischen Normen als noch nicht rationalisierte Restbereiche, die noch auf einer nur irrationalen oder intuitiven Basis stehen, entdecken hier ihre Marktlücke und wollen nur das als ethisch anerkannt wissen, was rational begründbar ist, was sie mit Zweckrationalität, also mit Nützlichkeit gleichsetzen. Der Schutz des Lebensrechtes gilt dann nur noch, wo ein hinreichender Nutzwert nachgewiesen ist. Und dies ist selbstverständlich zumindest seit 100 Jahren herrschendes, mehrheitliches Denken aller marktwirtschaftlich organisierten Gesellschaften.

Daher hat sich in unseren Diskussionen herausgestellt, daß wir angesichts dieser Situation mit einer einzigen ethischen Norm auskommen. Sie besagt, daß wir unseren höchsten Aufwand an Aufmerksamkeit, Engagement, Zeit und Einsatz unserer Ressourcen im Zweifel zunächst bei den jeweils schwierigsten, hoffnungslosesten, aussichtslosesten, ältesten und unerträglichsten Patienten einzusetzen haben, dort anzufangen haben. Begründungspflichtig sind dann nur noch die Abweichungen von dieser Regel. Das verschlägt uns natürlich den Atem. Da diese ethische Norm unserer üblichen Nützlichkeitsethik (Einsatz unserer Mittel, wo es sich am meisten lohnt), der wir natürlich genauso unterworfen sind wie alle anderen Menschen, ins Gesicht schlägt, ist es um so wichtiger, daß wir diese ethische Norm ständig im Kopf haben, sie zwar nie erfüllen können, aber stets daran zu arbeiten haben, daß wir uns ihr millimeterweise nähern. Ich kann versichern, daß das wirksam ist. Es werden nämlich dann im konkreten Alltag immer mal wieder und zunehmend uns Entscheidungssituationen bewußt, in denen wir uns im Zweifel — und es gibt viele Zweifelsfälle — zu unserer eigenen Überraschung für unsere Norm entscheiden. Wir erfahren dadurch, daß es zwar immer noch meistens nicht geht, aber immer öfter doch geht.

8. Ganzheitlichkeit — nur für den letzten Patienten

Dagegen ist die Norm der "Ganzheitlichkeit" meistens ideologisches Getöse, das insbesondere Pflegende unter einen idiotischen und unerträglichen Anspruch stellt, den sie nie einlösen können, der ihnen aber ein ständiges schlechtes Gewissen verpaßt, vor dem sie bestenfalls mit Recht davonlaufen, da er sie sonst zu weit gefährlicheren Reaktionen zwingt. Ganzheitlichkeit ist nicht zufällig als totales, als totalitäres Ideal gerade im Dritten Reich entwickelt und glorifiziert worden. Keiner von uns ist aber ein solcher Mensch, daß er alle seine Patienten ganzheitlich wahrnehmen und behandeln kann. Das ist in der Mehrzahl der Fälle auch nicht nötig, eher gefährlich, stellt nämlich eine ideologische Inbesitznahme von Patienten dar, während für die meisten Patienten nur eine partielle, organbezogene, fachliche Kompetenz angesagt ist. Lediglich Patienten, deren Leiden chronifiziert, die lernen müssen, mit ihrem Leiden zu leben, bedürfen der ganzheitlichen Wahrnehmung — und auch dann nicht restlos. Deshalb sagen wir besser: Sie bedürfen nicht nur einer besonderen, sondern einer allgemeinen Wahrnehmung ihrer Lebenssituation, wobei ihre Lebensgeschichte, ihre Angehörigen, vielleicht sogar ihr Kanarienvogel, also die Sinnfrage ihres Lebens gleichermaßen Beachtung finden müssen.

Daher ist zu sagen: Beschränken wir uns mit unserem eigenen Ganzheitlichkeits- oder Allgemeinheitsanspruch zunächst mal auf einen einzigen, nämlich den schwächsten und aussichtslosesten Patienten, weil wir das nämlich jederzeit leisten können. Wenn wir dann an ihm einiges — auch von uns selbst — gelernt haben, können wir überlegen, ob wir danach noch für den einen weiteren Patienten für eine ähnlich biographisch umfassende Begleitung Zeit haben. Nicht mehr und nicht weniger.

Aus diesen Gründen gehört es zu den wichtigsten Fragen bei der Aufnahme-Diagnostik, wieviel oder besser wie wenig ein Patient, gemessen an seinem Problem, an das Krankenhaus oder Heim, also an unsere Kompetenz abzugeben und wieviel von sich selbst er bei sich behalten kann.

"Leben als Fragment" von H. Luther ist zur notwendigen Demontage der Ganzheitlichkeit eine erhellende Lektüre [17].

9. Schluß mit dem Allmachtsanspruch! Keiner kann alles, jeder kann etwas — anderes

Unsere realitätsferne Ausbildung, die vom Wunschdenken geprägten Erwartungen der Gesellschaft und unsere eigene Eitelkeit haben unseren Omnipotenzanspruch geschaffen, der uns gefährlich macht für unsere Patienten, was wir jetzt spüren und weshalb wir von ihm Abschied nehmen müssen. Niemand von uns kann sich gleichzeitig fachlich und menschlich grenzenlos steigern und sich immer besser machen.

Betrachten wir unsere Realität so nüchtern, daß auch Arbeitsfreude wieder eine Chance hat: Auf unserer Station, in unserem Heim sind heilbare, sterbende und unheilbare Patienten. Bei den Heilbaren stehen die Ärzte im Vordergrund, bei den Sterbenden die Angehörigen und bei den Unheilbaren die Pflegenden. Dieselbe Dreiteilung bedeutet für die Pflegenden: Für die Heilbaren stehen diejenigen Pflegenden im Vordergrund, die eine hohe technische Kompetenz haben, bei den Sterbenden diejenigen mit hoher menschlicher Kompetenz und bei den Unheilbaren diejenigen, die am ehesten "Spezialisten fürs Allgemeine" sind. Jedes Pflegeteam hat also darauf zu achten, daß alle drei Kompetenz-Gruppen, die alle — für unterschiedliche Patienten — gleich wichtig sind, vertreten sind. Das Pflegeteam muß also aufmerksam sein für die Unterschiede zwischen den Pflegepersonen, für diese neue Art von Spezialisierung, die sich überall herstellen läßt und die den Vorteil hat, den wirklichen Bedürfnissen der Patienten zu entsprechen und jeden Patienten individuell nach seinen persönlichen Bedürfnissen wahrnehmen zu können. So findet jeder Pflegende gerade in seiner Unterschiedlichkeit Wertschätzung und Bedeutung. Schon die Ausbildung hat darauf zu achten. Da jeder Mensch auch ein anderes Temperament, ein anderes Tempo, einen anderen Zeitsinn hat, kommen die unterschiedlichen Begabungen auch in dieser Hinsicht zum Ausdruck: Heilbare benötigen Pflege mit Freude an schneller und präziser Arbeit, Sterbende brauchen jemanden als Begleiter, der zum Ausdruck bringen kann, daß Zeit keine Rolle mehr spielt, und Unheilbare, also chronisch Kranke, profitieren von dem, der immer wieder das Tempo wechseln kann.

Es kann sein, daß einer solchen Aufgabenauffassung, die möglichst nah an den unterschiedlichen Bedürfnissen jedes einzelnen Patienten orientiert ist, am ehesten Einheiten, also Stationen, entsprechen, die diagnostisch eher entspezialisiert sind, in denen sich Menschen in ganz unterschiedlichen Lebenslagen befinden. Dies bedarf noch der Diskussion.

10. Die Schwächsten gleichmäßig verteilen

Das leitet organisch über zu der Forderung, die schwächsten, pflegebedürftigsten oder unerträglichsten Patienten möglichst gleichmäßig über alle Stationen, über das ganze Krankenhaus oder Heim zu verteilen. Diese Forderung ist für mich die wichtigste aus dem Kommissionsbericht über die Krankentötungen in Wien. Natürlich ist diese Forderung schwer zu verwirklichen, nicht von einem zum anderen Tag umzusetzen, obwohl sie bereits schon den Wirbelsäulen gerade der pflegerischen Kollegen Gerechtigkeit widerfahren läßt. Sie ist darüber hinaus aber auch lebensschützend; denn je mehr ich die schwächsten und pflegebedürftigsten Patienten irgendwo konzentriere, desto mehr beraube ich sie ihres Selbstwertes und desto mehr fördere ich allein durch diese "unschuldige" organisatorische Maßnahme, daß unmenschlich mit ihnen umgegangen wird, ohne daß der einzelne Kollege, der unmenschlich handelt, dies als persönliche Entscheidung und damit als Schuld erleben kann, weil die Bedingungen eben so sind,. Diese arbeitsteilige Unmenschlichkeit, an der wir alle mit einem so kleinen Teil mitwirken, daß jedes einzelne Teil nicht als unmenschlich und daher schuldhaft erlebt wird, ist der Kern dessen, was wir mit dem Begriff "strukturelle Gewalt" bezeichnen. Es hat die zwangsläufige Wirkung eines Naturgesetzes: Entwerte ich die Bedingungen, unter denen ein Mensch lebt, entwürdige ich ihn, nehme ich ihm etwas von seiner Würde, die er für sich und andere für ihn empfinden, ohne daß jemand sich dagegen wehren kann. Das gilt natürlich auch umgekehrt für die Aufwertung der Bedingungen: Die Herabsetzung der Altersgrenze auf unseren gerontopsychiatrischen Stationen auf 60 Jahre brachte für die Betroffenen einen Zuwachs an Würde. In dieselbe Richtung wirkt es, wenn gerade die verwirrtesten Alterspatienten, also diejenigen, bei denen "es sich nicht mehr lohnt", die größte Dichte personeller Zuwendung für die Strukturierung ihres Tagesablaufs erfahren. Und die wichtigste gesellschaftliche Wirkung in Bezug auf die Aufwertung der Lebensbedingungen und damit der Wahrnehmung der Würde wird die Einführung der Pflegeversicherung mit sich bringen, da sie bedeutet, daß alte und behinderte Menschen von der Sozialhilfe loskommen, "Geldes wert" sind, Geldgeber (damit auch Arbeitgeber) werden. Sie werden wieder historische Subjekte ihrer Lebenssituation, ihres Lebens.

11. Ambulant gut, stationär gut

Dies führt uns zum vielleicht wichtigsten Punkt: 20 Jahre Reformen im Gesundheits- und Sozialwesen haben dazu geführt, daß die jeweils ambulanten Betreuungsmöglichkeiten sich erheblich verbessert haben. Das gilt für alte Menschen, für geistig Behinderte, für ganz normal körperlich Kranke, für psychisch Kranke, für Kinder- und Jugendpsychiatrie, für psychisch kranke Straftäter — also letztlich für alle Bevölkerungsgruppen — sind es 10 % der Bevölkerung? — die eine Kompensation für irgendeine Schwäche benötigen, um inhaltlich mit anderen gleich zu sein. Die unbeabsichtigte negative Folge dieser unbestreitbaren Reformerfolge besteht darin, daß diejenigen Menschen, die dann noch in die jeweilige stationäre Betreuung müssen, eine ungünstige Auswahl an Krankheitsschwere, Pflegebedürftigkeit, Aggressivität, "Unerträglichkeit" darstellen. Das gilt für jede internistische Station, für jedes Altenheim, für Einrichtungen für geistig Behinderte wie für alle psychiatrischen Akut-Stationen. Als Beispiel kann man jeden beliebigen Altenheimleiter interviewen: "Wie war das doch vor 20 Jahren so schön, da hatten wir eine gesunde Mischung aus fitten und weniger fitten alten Menschen; jetzt ist es unerträglich, nur noch zum Weglaufen!"

Wie sehr haben wir aber selbst in der Vergangenheit zu diesem Würde-Wert-Gefälle, zu dieser schiefen Ebene beigetragen. Etwa wenn wir nach dem Motto geredet und gehandelt haben: "Ambulant gut, stationär schlecht". Auch wenn diese Aussage sachlich richtig ist, haben wir nicht bedacht, daß wir damit unseren stationären Einheiten, unseren stationären Mitarbeitern und vor allem unseren stationären Patienten einen negativen Wert und Selbstwert zugesprochen haben, was sich folgenschwer auswirkt. Das Überforderungsgefühl stationärer Mitarbeiter erklärt sich dadurch besser als durch alles andere. Hier sind wir mit unserer Reform selbst in eine lebensbedrohende Krise geraten, in der wir uns entscheiden müssen, ob wir die Reform zurückschrauben oder mit dem Anspruch "auch für die Schwächsten" radikalisieren wollen. Wir haben diese Krise zu einer öffentlichen Diskussion zu machen, da ihre Lösung politische Entscheidungen verlangt, die von der Gesamtgesellschaft getragen werden müssen.

12. Jeder Stationsarbeiter arbeitet auch ambulant und umgekehrt

Damit jeder einzelne stationäre Mitarbeiter diese Krise überhaupt empfinden kann und sich nicht nur als ihr bewußtloses Opfer fühlt, haben wir dafür Sorge zu tragen, daß jeder Mitarbeiter ein Bewußtsein dafür bekommt, Teil eines ambulant-stationären Gesamtversorgungsspektrums zu sein. Forderung: Jeder Mitarbeiter z.B. einer internistischen Station oder eines Altenheims arbeitet einen kleinen Teil seiner Arbeitszeit, etwa 5 oder 10 Stunden, in der nächstgelegenen Sozialstation und umgekehrt. Die PsychPV erleichtert für den psychiatrischen Teil des Versorgungsspektrums diese Entwicklung; sie macht nicht mehr die patientenfeindliche scharfe Trennung zwischen stationärem und ambulantem Arbeiten, sondern erlaubt für stationäre Mitarbeiter ambulante Arbeitsanteile. Die Gewerkschaften sind aufgerufen, endlich auch Pflegenden über eine angemessene Eingruppierung Chancen fürs ambulante Arbeiten zu geben, damit die Wohlfahrtsverbände oder die sozialpsychiatrischen Dienste der Gesundheitsämter systematisch auch Angehörigen der Pflegeberufe ambulante Arbeitsplätze einräumen.

13. Stationär-ambulante Durchmischung

Eine Forderung, die in dieselbe Richtung geht: Jede stationäre Einheit sorgt dafür, sich mit ambulant lebenden Menschen zu durchmischen, betreibt z.B. eine eigene Angehörigengruppe, beteiligt die Angehörigen an der stationären Arbeit, durchmischt sich mit Laienhelfern oder — wie man heute besser sagt — mit Bürgerhelfern. Im Interesse des verantwortlichen Vollzuges der fortschreitenden De-Institutionalisierung ist es aber genauso wichtig, wenn auch schwerer zu verwirklichen, daß die ambulanten Dienste lernen, bestimmte Elemente der stationären Kultur sich anzueignen, was um so dringender ist, je schwerer gestörte Menschen auch ambulant betreut werden sollen. Das anzustrebende Ideal wäre ein Fließgleichgewicht der Versorgungsstrukturen, in dem sich stationäre und ambulante Anteile so durchmischen, wie es dem jeweils einzelnen Patienten am bekömmlichsten ist.

14. Abhängiges und unabhängiges Arbeiten schließen sich nicht aus

Eine weitere gleichsinnige Forderung: Jeder stationäre Mitarbeiter beteiligt sich ehrenamtlich an einer ambulanten Aktivität auf Vereinsbasis. Dies hat zudem den unschätzbaren Wert, daß ich nunmehr etwa als Vorstandsmitglied eines Vereins, also als freier Bürger, mich unabhängig von meiner Institution und ihrem Träger unternehmerisch betätigen kann. Dies steigert nicht nur mein Selbstwertgefühl, weil ich mir und anderen beweise, daß ich einen sozialen Teilbereich autonom und letztverantwortlich gestalten kann; es kann mir sogar den erforderlichen Spaß am stationären, also abhängigen Arbeiten wiedergeben.

Mit geringerem Risiko kann ich einen ähnlichen Effekt auch schon dadurch erreichen, daß ich Mitglied eines sozialengagierten Verbandes werde, vorausgesetzt, er vertritt nicht ausschließlich Berufsstandesinteressen. Für den psychiatrischen Bereich sei beispielhaft die "Deutsche Gesellschaft für Soziale Psychiatrie" genannt, da diese die Verwirklichung eines bestimmten gemeindepsychiatrischen Programms betreibt, mir also Gelegenheit gibt, bestimmten Ideen zu dienen und Zugehörigkeit zu anderen zu empfinden, die sich demselben Ziel verschrieben haben, was als gemeinsame Kultur und als haltende

Struktur sich für das Durchstehen des beruflichen Alltagsstresses tragend und entlastend auswirken kann.

15. Macht-Ohnmachtproblem der sozialen Berufswahl

Das ist auch deshalb wichtig, weil die meisten von uns in ihrer Jugend einen helfenden oder sozialen Beruf nicht zuletzt aus Minderwertigkeitsgefühlen gewählt haben: Wir haben uns nicht so recht getraut, einen Beruf zu wählen, in dem wir uns mit Menschen auf derselben Ebene auseinandersetzen müßten, sondern wollten beruflich lieber mit Menschen zu tun haben, die nach der gesellschaftlichen Wertschätzung als hilfsbedürftig noch unter uns stehen, um unter dem Vorwand, ihnen Gutes zu tun, sie zu uns heraufzuziehen, über sie herrschen zu können. Helfenwollen und Herrschenwollen sind untrennbar miteinander verbunden. Die Selbsterniedrigung kann jederzeit in Selbsterhöhung umschlagen, das Ohnmachtsgefühl in Machtbedürfnis. Wenn wir aber wenigstens teilweise ambulant arbeiten, kommen wir unserer eigenen Macht-Ohnmacht-Problematik besser auf die Spur, da ambulant lebende Menschen sich meist nicht so einfach beherrschen lassen wie stationär untergebrachte Menschen. Bei letzteren habe ich immer ein Heimspiel, bei ersteren ein Auswärtsspiel, bin ich Gast.

16. Entspezialisierung der Pflegeberufe

Insbesondere die Krankenhäuser haben sich in den vergangenen Jahrzehnten zunehmend diagnostisch spezialisiert, dem Fächer der medizinischen Wissenschaften entsprechend. Inzwischen gibt es gute Gründe für die Frage, ob dies immer noch zunehmend die richtige Richtung sein soll oder ob gerade im Interesse der Patienten gegenläufige Bewegungen angestellt werden sollten. Fatal wäre es aber, wenn die Pflegenden sich diesem medizinischen Denkmodell unterwerfen und die medizinische Spezialisierung kritiklos mitmachen würden. Dadurch würde die Breite der Kommunikation zwischen stationären Einheiten oder zwischen stationärem und ambulanten Bereich empfindlich leiden und gerade die biographischen Belange des jeweils einzelnen Patienten stünde noch mehr in der Gefahr, zwischen den unterschiedlichen medizinischen Fachsprachen hindurchzufallen und in Vergessenheit zu geraten.

Da die Pflegenden aber nach wie vor schwerpunktmäßig die Spezialisten fürs Allgemeine sind und da insofern über die allgemeinen Belange gerade der chronischen Patienten die Krankenhäuser (und Heime) nach wie vor den Pflegern und Schwestern [7] gehören, sind alle Tendenzen zu begrüßen, in denen erkennbar wird, daß die Pflegenden ihren eigenständigen Verantwortungsbereich und damit ihre eigene Macht, die durch nichts anderes ersetzbar ist, wieder verstärkt wahrzunehmen lernen. Jenseits der nach wie vor notwendigen technisch-funktionellen Beziehung zwischen medizinischen und pflegerischen Berufen wird zunehmend wieder das Nebeneinander von medizinischen und pflegerischen Wahrnehmungs- und Handlungsstrategien sichtbar — einschließlich der eigenständigen wissenschaftlichen Reflexion der Pflege, der Entwicklung einer eigenständigen Leitungskultur, der Definition eines eigenständigen Pflegeauftrags und eigenständigen, vom medizinischen Modell unabhängigen Spezialisierungswegen. Die Berücksichtigung dieser Entwicklung wird vielen Vorschlägen, die wir hier formuliert haben, größere Durchsetzungschancen geben. Es ist sogar die Frage, ob die Kultur des Dienstes am Menschen, die sich in den universellen Menschenrechten begründet, nicht leichter über diese neue pflegerische Professionalisierung als über die medizinischen Spezialwissenschaften zum Schutz der Patienten sich fördern läßt.

17. Organisationsreform der Krankenhäuser

Es wird zunehmend unabweisbar, daß bei zunehmender Kompliziertheit aller Abläufe des Krankenhauses die Häufigkeit von Fehlern in der Information, Kommunikation und Kooperation dadurch immer unerträglicher wird, daß für eine Betriebsleitung die Zahl und die Aufgabenvielfalt der Mitarbeiter immer unüberschaubarer wird. In Analogie zu Betrieben des freien Marktes ist es daher erforderlich, Zwischenstrukturen mit eigenverantwortlichen Leitungen zu schaffen, was sowohl für den ärztlichen wie für den pflegerischen Bereich gilt. Dies betrifft die Ebene der Stationen ebenso wie diejenige der Abteilungen. Zudem bedürfen beide Ebenen der Gestaltungsfreiheit in den ambulanten Bereich hinein, da sonst die verantwortliche Begleitung der Patienten in ihren unterschiedlichen Betreuungsphasen nicht mehr gewährleistet ist. Klarer Auftragsdefinition an die einzelnen Arbeitseinheiten muß ihre Gestaltungsfreiheit hinsichtlich der Durchführung der Aufträge entsprechen.

18. Sterben im Krankenhaus

Im Jahre 1910 starben in Deutschland nur 5 % aller Menschen im Krankenhaus. Heute wird zwar regelhaft im Krankenhaus gestorben. Man kann sich des Eindrucks aber nicht erwehren, daß das Krankenhaus als Institution dieser quantitativen Veränderung noch nicht qualitativ Rechnung getragen hat. Für das Krankenhaus ist das Sterben von Menschen bis heute etwas ihm Wesensfremdes geblieben, das es sich nicht angeeignet hat. Da mit einer weiteren Technisierung der Abläufe im Krankenhaus zu rechnen ist, was die Herausbildung einer Kultur des Sterbens im Krankenhaus nicht gerade begünstigen kann, muß man sich ernsthaft die Frage stellen, ob sich dies überhaupt ändern läßt, zumal nach wie vor über 90 % aller Menschen in ihren eigenen vier Wänden sterben wollen. Wenn aber nun einmal der letzte und damit Wunsch von uns allen in diese Richtung geht, müßte es eigentlich doch naheliegen, daß wir alle unsere Kräfte mobilisieren, um diesem Wunsch zu entsprechen. Das würde bedeuten, daß wir mit aller Kraft die Tätigkeit der überall entstehenden Hospizbewegungen fördern, um überall nachbarschaftlich organisierte ambulante Teams zum Begleiten des Sterbens zu Hause verfügbar zu machen, da ohnehin die technischen Möglichkeiten eines solchen Weges sich ständig verbessern. Dies muß politisch gewollt werden. Würden wir aber einen solchen Weg wählen, würde sich die Zahl der unvermeidlich dennoch im Krankenhaus sterbenden Menschen wieder so verkleinern, daß das Krankenhaus dann auch in der Lage wäre, eine eigene Kultur des Sterbens im Krankenhaus zu entwickeln. Damit kämen wir zu der Forderung, daß auch das Sterben als eine besonders bedeutende Phase des Lebens jedes Menschen möglichst gleichmäßig über die Gesellschaft zu verteilen ist.

19. Klinik-Kultur

Dieser Begriff klingt fremdartig, eigentlich unmöglich. Das alte Krankenhaus hatte eine Kultur, die durch die technische Entwicklung zerschlagen und durch nichts ersetzt ist. Besonders deutlich wird das an der Psychiatrie: Alte Mitarbeiter trauern heute noch darüber, wie sehr die alte Anstalt ein in sich geordneter Kosmos war, welch hohes Gemeinschafts- und Zugehörigkeitsgefühl man gehabt habe, das einen über die armseligen Möglichkeiten hinweggetragen hat. Die heutige psychiatrische Klinik oder psychiatrische Abteilung hat nichts dergleichen zu bieten; es ist keine neue an die Stelle der alten Kultur getreten. Wir haben in unseren Diskussionen keine Antworten, aber wenigstens die notwendige Frage gefunden: Wie stellt eine moderne, zeitgemäße psychiatrische Klinik aus sich selbst heraus eine Kultur her, die den Mitarbeitern Zugehörigkeit, Sinnhaftigkeit, eine tragende Struktur vermittelt, an der sie sich gerade bei besonderen Schwierigkeiten orientieren können. Je leichter die technische Klimatisierung gelingt, desto schwerer tut sich die psychosoziale. Vielleicht ist dieses Problem ja doch von G. Seeßlen richtig diagnostiziert, wonach das Krankenhaus als "soziale Maschine" Gesundheit oder — als Betriebsunfall — Tod produziert, während die zunehmend häufigeren chronisch Kranken, die Unheilbaren nach seinem Selbstverständnis einfach nicht vorgesehen, "Sand im Getriebe" sind [21]. Wenn dem so wäre, könnte es dann nicht ein erster Schritt zur Ehrlichkeit und damit zu einer glaubwürdigen Klinik-Kultur sein, wenn wir damit aufhören würden, wahrheitswidrig das Heilen zum primären Ziel der Klinik zu erklären, wenn wir vom "Sand im Getriebe" als Regelfall ausgehen würden? Wenn wir die "zielgerichtete Heilbehandlung" als Auftragsdefinition gegen den Strich bürsten und die Klinikfunktionen in umgekehrter Reihenfolge aufzählen würden: Also zunächst die Linderung, dann die Verhinderung einer Verschlimmerung und erst zum Schluß die Heilung? Würde sich nicht schon einiges ändern, wenn wir sagen würden, die Klinik sei primär für die Unheilbaren, also für die schwierigere Aufgabe, und dann selbstverständlich auch für die Heilbaren da? Die Klinik sei ein Ort der Entaktualisierung der Not einer ganzen Familie, weil mit ihrer Hilfe einerseits der Patient, andererseits die Angehörigen, getrennt von einander, Entlastung finden und wieder zu sich selbst kommen können? Die Klinik sehe für die unterschiedlichen Bedürfnisse der Patienten unterschiedliche Zonen vor: Zonen der zunehmenden Technisierung und damit der notwendigen und berechtigten Versachlichung von Menschen sowie Zonen für die nicht zu versachlichenden, nicht zu rationalisierenden Bedürfnisse der Menschen und schließlich auch Freiräume zum Sterben? Wenn endlich die Klinik nicht fälschlich als etwas ganz Eigenständiges und Zentrales, sondern als etwas Komplementäres und die übrigen Betreuungsmöglichkeiten sinnvoll Ergänzendes erlebt, dargestellt und entsprechend gestaltet würde — vielleicht wäre dann so etwas wie eine Klinik-Kultur in Umrissen erkennbar und irgendwann auch erlebnisfähig. Eine solche Klinik-Kultur wäre freilich eher geprägt von dem Bibelwort: "Die Letzten werden die Ersten sein".

20. Grenzen und Möglichkeiten der Supervision

Wir haben schon beschrieben, daß Supervision — dem Wunschdenken folgend — oft fälschlich eingesetzt wird, um strukturelle Mängel einer Einrichtung auszugleichen, was nicht nur zu ihrem Scheitern führt, sondern durch Psychologisierung von primär nicht psychologischen Problemen eine Gefährdung auch noch vergrößern kann. Nutzen hingegen kann Supervision bringen, wenn sie zusätzlich und mit definierten und vereinbarten Zielen eingesetzt wird. Sie kann dann ein Ort der Reflexion des Alltagshandelns und der Distanzierung der Mitarbeiter von sich selbst bedeuten. Es sollte dabei nicht nur um psychologische, sondern vielleicht mehr noch um soziologische Bewußtmachung gehen, weil letztere vor allem für Mitarbeiter in Krankenhäusern und Heimen noch ungewohnter und verdrängter ist, für die Wahrnehmung des Arbeitsalltags und der begrenzten Handlungsmöglichkeiten aber von einer um so größeren Bedeutung ist. Wieder hat es sich dabei um solch sperrige Fragen zu gehen: Wenn die demographischen Kurven abstrakt die ständige Zunahme alter Menschen und Patienten anzeigen, wie setze ich das in eine innere Einstellung um, die sich im Arbeitsalltag bewährt? Welche inneren Konsequenzen ziehe ich für mich und meine Berufsauffasssung daraus, daß die chronisch Kranken zunehmen? Wie verschaffe ich mir bei zunehmenden strukturellen Abhängigkeiten Möglichkeiten freien Handelns und einer für mich befriedigenden Zukunftsperspektive? Wenn ich vor allem in Hinblick auf die chronisch Kranken weniger Heilungsmöglichkeiten habe, wie lerne ich, durch Veränderung nicht des Patienten, sondern seiner sozialen, materiellen und ökologischen Lebensbedingungen vielleicht noch viel mehr zu erreichen?

21. Die Kunst der Distanzierung

Immer wieder haben wir uns mit der Frage herumgequält, daß die offensichtlich ständige, wenn auch seltene Möglichkeit zu Krankentötungen uns dazu zwingt, in unsere Grundhaltung etwas aufzunehmen, was bedeutet, gleichzeitig zwei entgegengesetzte Haltungen zu leben: Einmal das Vertrauen zu mir und allen übrigen Kollegen, das erforderlich ist, damit überhaupt Arbeiten im Krankenhaus möglich wird; andererseits die ständige, wache Bereitschaft, alles Vertrauen auch zu hinterfragen, in Zweifel zu ziehen, vor allem auch das Gegenteil bei mir selbst und bei anderen für möglich zu halten, bis zur Möglichkeit, Kranke schädigen oder gar töten zu wollen. Dabei fiel uns auf, daß in den ersten Wochen nach Bekanntwerden der Krankentötungen bei uns besonders häufig Reaktionen sowohl von Patienten als auch aus der Bürgerschaft uns signalisierten: "Was regt ihr euch so auf. Wir haben doch immer schon gewußt, daß so etwas jederzeit in jedem Krankenhaus passieren kann". Leute, die sich so äußern, haben offenbar eine größere Distanz zu unserer Arbeit als wir selbst, eine so große Distanz, daß sie solche entsetzlichen und extremen Möglichkeiten überhaupt als Möglichkeiten zulassen können, ohne handlungsunfähig zu werden, weil sie ja auch nicht selbst handeln müssen. Ihre Distanz ist also so groß, daß man sie schon philosophisch nennen kann, etwa in dem Sinne: Wenn jeder Mensch der ganze Mensch ist, dann gehört auch das Töten zu den Möglichkeiten jedes Menschen. Offenbar muß man sich zu dieser Wahrheit bekennen, um sich nicht selbst blind gegen solche Möglichkeiten zu machen. Das würde Vertrauen und nicht Mißtrauen schaffen. Für mich als Krankenhausarbeiter besteht nun die atemberaubende Kunst darin, mein vertrauensvolles Alltagshandeln mit dieser geradezu philosophischen Selbstdistanzierung zu beobachten und zu begleiten, eine Zerreißprobe bis zur Schmerzgrenze, weil ich mir selbst während meines Handelns von ganz weit weg, vom Mond aus über die Schulter gucken muß, um mich auch für die schrecklichste Möglichkeit bei mir selbst und bei anderen offen zu halten, eine Zerreißprobe, ein Spagat, für den ich Formen finden muß, die ich dauerhaft mitleben kann. Uns wurde klar, daß jeder von uns nur in regelmäßig wiederholten Diskussionen die für ihn und nur für ihn zu-treffende Form allmählich finden kann.

22. Die Notwendigkeit des kommunalen Bewußtseins

In einem gewissen Sinn all unsere Überlegungen zusammenfassend, kamen wir zu der Auffassung, daß jede institutionelle Einheit, jedes Krankenhaus und jedes Heim, als Betriebsziel für jeden einzelnen Mitarbeiter erlebnisfähig machen muß: nur ein Teil des ambulant-stationären, in jedem Fall kommunalen Versorgungsauftrags zu sein für eine bestimmte Bevölkerungsgruppe, die eines Ausgleichs für eine Schwäche oder Schwierigkeit bedarf. Jeder Mitarbeiter muß dieses streng regional begrenzte kommunale Bewußtsein entwickeln, in einem umfassenden Solidaritätsnetz von Starken und Schwachen einer bestimmten Stadt oder eines bestimmten Landkreises eine bestimmte, aber in jedem Fall wichtige Rolle zu spielen, um aus diesem kommunalen Zugehörigkeitsbewußtsein heraus Freude daran zu haben, durch seine Arbeit das jeweilige Solidaritätsnetz zu verbessern und dadurch die Gleichheit aller Menschen herzustellen.

D. Zusammenfassung

Es ist die wahrscheinliche, weil herrschende Logik zumindest unserer Gesellschaft, sich auf Kosten von Schwächeren zu sanieren oder da zu investieren, wo es sich am meisten lohnt. Im Gesundheits- und Sozialwesen können aus dieser wahrscheinlichen Logik heraus auch Krankentötungen zustande kommen [26]. Damit dies wenigstens unwahrscheinlicher wird, haben wir mit unseren Überlegungen versucht, gegen die wahrscheinliche Logik eine unwahrscheinliche, weil Minderheiten-Logik zu setzen, die es sich verbietet, sich auf Kosten von Schwächeren zu sanieren und die da investiert, wo es sich am wenigsten lohnt.

Literatur:

1. Dörner, K. und U. Plog
   Irren ist menschlich, Psychiatrie-Verlag 1984, Bonn

2. Dörner, K. (ed.)
   Die Unheilbaren, 35. Gütersloher Fortbildungswoche, Psychiatrie-Verlag 1984, Bonn

3. Dörner, K. (ed.)
   Fortschritte der Psychiatrie im Umgang mit Menschen, Wert und Verwertung des Menschen im 20. Jahrhundert, 36. Gütersloher Fortbildungswoche, Psychiatrie-Verlag 1985, Bonn

4. Dörner, K. (ed.)
   Die unwürdigen Alten — zwischen Familienidyll und geschlossener Gesellschaft, 39. Gütersloher Fortbildungswoche, Verlag Jakob van Hoddis 1988, Gütersloh

5. Dörner, K. (ed.)
   Im wohlverstandenen eigenen Interesse, Psychiatrisches Handeln gestern und heute — ethisch begründet, 40. Gütersloher Fortbildungswoche, Verlag Jakob van Hoddis 1989, Gütersloh

6. Dörner, K.
   Tödliches Mitleid, Verlag Jakob van Hoddis 1989, Gütersloh

7. Dörner, K.
   Brief an einen Anfänger in der Psychiatrie oder: Das Krankenhaus gehört den Schwestern und Pflegern, Krankenpflege Heft 7/91, Seiten 25 — 30, Bern

8. Dörner, K.
   Helfen und Töten — vorläufige Gedanken zu den Patiententötungen in Krankenhäusern und Heimen, Die Schwester — Der Pfleger Heft 10/91, Seiten 920 — 922, Melsungen

9. Finkielkraut, A.
   Die Niederlage des Denkens, Rowohlt 1989, Reinbek

10. Gibiec, Ch.
Tatort Krankenhaus, Dietz 1990, Bonn

11. Gorz, A.
Kritik der ökonomischen Vernunft, Rotbuch-Verlag 1989, Berlin

12. Heinrich, K.
Alter und Krankheit — Die Vernichtung des Unerträglichen?, Fortschritte der Neurologie-Psychiatrie, Heft 59, Seiten 151 — 154, 1991

13. Jonas, K.
Das Prinzip Verantwortung — Versuch einer Ethik für die technologische Zivilisation, Suhrkamp 1985, Frankfurt

14. Kürten, C.
Patienten-Wirklichkeit ...

15. Leidinger, F.
Wenn Pflege tödlich wird — Anmerkungen zur Ermordung älterer und psychisch kranker Menschen durch ihre Pflegekräfte, unveröff. Ms. Gütersloh 1991

16. Lewe, U.
Patiententötungen — bald gesellschaftsfähig? Fragen und vorläufige Gedanken eines Mitbetroffenen, unveröff. Ms. Gütersloh 1991

17. Luther, M.
Leben als Fragment, Wege zum Menschen 43/91, Seiten 262 — 272

18. Müller, B.
Die Last der großen Hoffnungen, Beltz 1991, Weinheim

19. Schernus, R.
Die Ermordung eines Prinzips, Wege zum Menschen 43/91, Seiten 273 — 287

20. Schmidbauer, W.
"Ich wollte doch nur helfen...", Psychologie heute 8/91, Seiten 50 — 53

21. Seeßlen, G.
Tod in weiß — kurzer Besuch im Hospital des Grauens, Deutsche Volkszeitung Nr. 19 v. 5.5.89, Seite 9

22. Seim, J.
Mehr ist eben nicht — Krank sein, behindert sein, Mensch sein; Beiträge der Ak. Kirche und "Euthanasie" der ev. Kirche im Rheinland, Verlag Jakob van Hoddis 1988, Gütersloh

23. Vogt, W.
Arm. Krank. Tot., Europa-Verlag 1989, Wien

24. Vogt, W.
Einatmen — ausatmen, Europa-Verlag 1991, Wien

25. Wendt, W. R.
Eignung — ethische Erwägungen, Diesterweg 1989, Frankfurt

26. Wolfensberger, W.
Der neue Genozid an den Benachteiligten, Alten und Behinderten, Verlag Jakob van Hoddis 1991, Gütersloh

27. Schließlich die Vortragsmanuskripte der ausgefallenen 43. Gütersloher Fortbildungswoche 1991, "Hoffnungen in der Krise — Macht und Ohnmacht des Arbeitens im Krankenhaus und Heim"

Anschriftenverzeichnis

Ahlert, Eckhardt, Dr. med., Ltd. Arzt, WK Lippstadt, Eickelborner Str. 19, 4780 Lippstadt

Dahlhoff, Barbara, Krankenschwester, WK Warstein, Franz-Hegemann-Str. 23, 4788 Warstein

Dörner, Klaus, Prof. Dr. Dr., WK Gütersloh, Hermann-Simon-Str. 7, 4830 Gütersloh 1

Drescher, Antje, OMEGA — Mit dem Sterben leben e.V., Kornweg 19 a, 5840 Schwerte

Fobbe, Enriqueta, Hygienefachkraft, WK Warstein, Franz-Hegemann-Str. 23, 4788 Warstein

Funke, Christine, ltd. Unterrichtsschwester, WK Gütersloh, Hermann-Simon-Str. 7, 4830 Gütersloh 1

Goetze, Rainer, Dipl.-Psychologe, Karl-Bonhoeffer-Nervenklinik, II. Abteilung für forensische Psychiatrie, Oranienburger Str. 285, 1000 Berlin 26

Heimes, Peter, Abteilungspfleger, Karl-Bonhoeffer-Nervenklinik, II. Abteilung für forensische Psychiatrie, Oranienburger Str. 285, 1000 Berlin 26

Mölling, Günter, Krankenpfleger, Heeper Str. 276, 4800 Bielefeld 1

Irion, Bärbel, Dr. med., Gemeinschaftskrankenhaus Witten/Herdecke, Beckweg 4, 5804 Herdecke

Kirchner, Helmut, Krankenpfleger, Tagesklinik Reinickendorf, Romanshorner Weg 165, 1000 Berlin 51

Kürten,Claudio, Personal- und Organisationsentwicklung, Kasseler Schlagd 19, 3510 Hann. Münden

Leichtenberger, Rainer, Krankenpfleger, Tagesklinik Reinickendorf, Romanshorner Weg 165, 1000 Berlin 51

Lewe, Ulrich, Dipl.-Psychologe, Personalratsvorsitzender, WK Gütersloh, Hermann-Simon-Str. 7, 4830 Gütersloh 1

Oberschür, Beate, Krankenschwester, WK Gütersloh, Hermann-Simon-Str. 7, 4830 Gütersloh 1

Seeßlen, Georg, Schriftsteller, Dorfstr. 15, 8951 Leinau

Schädle-Deininger,Hilde, Krankenschwester, Obere Grenzstr. 130, 6050 Offenbach

Schoffer, Franziska, Krankenschwester, Eckenhoffstr. 16, 7230 Schramberg-Sulgern